Sommaire

Ce livre est dédié à toutes les personnes qui souhaitent prendre en main leur santé au quotidien, pour elles-mêmes et pour leurs proches.

Il est également dédié aux professionnels de santé qui s'engagent pour une médecine intégrative, réunissant le meilleur de la médecine conventionnelle et des médecines traditionnelles, avec conscience et bienveillance.

Préface

J'ai eu l'occasion de rencontrer plusieurs fois Anne-Claire Meret lors de colloques. J'ai apprécié sa démarche, et j'ai donc tout de suite accepté sa proposition d'écrire la préface de son livre *La Naturopathie c'est la vie*... Ah, le mot « vie », comme je l'aime ! D'autant que je partais suivre une cure ayurvédique dans le Kerala. J'allais avoir l'esprit et le corps particulièrement « bien alignés » pour déguster son livre.

Je suis médecin et je pratique la médecine traditionnelle chinoise depuis toujours. Cette médecine millénaire comporte quatre parties avec pour projet « qu'un être soit en bonne santé » (« être en bonne santé » s'écrit en chinois « avoir le transport joyeux ») : l'acupuncture, la nutrition, la phytothérapie, les règles de massage et d'hygiène de vie (on appelle « massage » en Chine aussi bien les massages que le tai chi, le qi qong). Ces quatre piliers ont autant d'importance.

Oui, la naturopathie développe la notion de « médecin intérieur » et vous explique comment vous fonctionnez et comment enrayer les déséquilibres pour qu'ils ne s'installent pas. Elle place cette notion d'énergie vitale au cœur de ses priorités, avec l'idée centrale qu'une médecine intelligente est une médecine qui préserve le pouvoir d'auto-guérison. La première consultation est d'ailleurs un « bilan de vitalité ».

J'ai ainsi eu le plaisir de co-organiser plusieurs colloques « éco-médecines » entre 2005 et 2011 à la faculté de pharmacie de Paris et au Conseil régional d'Île-de-France où étaient réunis aussi bien les médecins que les dentistes, les vétérinaires et les pharmaciens pratiquant ces modes de soin. Puis le colloque international des thérapies complémentaires et des pratiques innovantes à Nancy en juin 2016 où des universitaires, des membres de l'Académie de médecine et des professeurs de faculté sont venus échanger avec nous sur ce sujet. Une grande première et un grand succès !

Oui, je défends depuis des années la notion de « médecine intégrative » : il est important de travailler ensemble.

Oui pour le « et aussi », et non le « ou »... Car ce n'est pas seulement l'association de la médecine allopathique et des médecines alternatives : il y a également le patient, qui est au cœur des priorités, et c'est en concertation avec lui que les décisions seront prises quant à son traitement.

De plus en plus de cliniques pratiquant cette médecine intégrative s'ouvrent en France et dans le monde. Et les formations ont de plus en plus de succès.

Oui, on parle de « terrain » en naturopathie comme on parle de la terre en agriculture. Comme le sol, on soigne le corps, on le draine, on le nourrit pour qu'il soit le plus sain possible. Un bon terrain est solide, défensif, et résiste aux intempéries comme aux attaques des virus. Un mauvais terrain est carencé, affaibli.

Pierre Rabhi aime à nous rappeler que du mot « humus » viennent les mots « humain » et « humilité ».

Vous imaginez avec quelle joie j'ai parcouru ce manuscrit qui confirme l'importance de respecter son corps et d'utiliser les merveilles que nous offre la nature. Plus nombreux serons-nous à prendre conscience, en lisant ce livre, qu'il faut si peu de choses pour se porter mieux ! Et j'insiste particulièrement sur la qualité des aliments, des compléments et des cosmétiques qui sont conseillés : ils doivent provenir de l'agriculture biologique, de la région et être de saison, mais aussi cultivés avec joie et amour !

Comme le disent si bien deux merveilleux humanistes, choisissez de vivre dans la « sobriété heureuse » selon Pierre Rabhi et dans la « frugalité heureuse » selon Patrick Viveret.

Vive la *happy naturopathie* !

Dominique Eraud
Médecin nutritionniste et phytothérapeute

Introduction

Naturo... quoi? Plébiscitée par Monique parce qu'elle a fait disparaître son psoriasis, par Benjamin qui n'a plus de migraines, ou encore par Laurent qui est venu à bout de la fatigue chronique qui l'accablait depuis des années, la naturopathie fait son chemin grâce au bouche-à-oreille ainsi qu'à un grand besoin de retour à plus de bon sens. Mais qu'est-ce que c'est? Discipline non remboursée dans l'Hexagone, qui a pourtant sa place dans de nombreux pays voisins, la naturopathie est avant tout pragmatique et concrète! Quand le médecin conventionnel (allopathe) se demande « comment vous êtes tombé malade » et lutte contre la maladie, le naturopathe se demande « quelles circonstances ont fait que la maladie s'est installée chez vous »: son approche consiste à chercher la cause, plutôt qu'à essayer de supprimer le symptôme.

Reconnue comme médecine complémentaire par l'Organisation mondiale de la santé (OMS), la naturopathie est une médecine traditionnelle ancestrale, au même titre que la médecine chinoise ou l'ayurvéda (médecine indienne), elle est aussi un art de vivre qui permet de prendre en main sa santé et de gagner en autonomie au quotidien.

Pourquoi et comment utiliser la naturopathie? Dans une première partie, vous comprendrez la place de la naturopathie dans le paysage du monde médical actuel. *Back to school*, c'est d'éducation à la santé que nous parlons! Vous saisirez toute l'importance de la prévention en naturopathie, ses applications mais aussi ses limites, ainsi que ce que pouvez faire seul ou avec un praticien.

Mise en pratique! Dans une deuxième partie vous passerez à l'action: alimentation, sommeil, exercices physiques, techniques d'hydrologie, relaxation… adoptez les bons réflexes pour retrouver de la vitalité et gagner en bien-être!

Qu'est-ce qu'on attend pour s'y mettre?

« J'ai décidé d'être heureux parce que c'est bon pour la santé. »
Voltaire

1

Pourquoi et comment utiliser la naturopathie ?

Commençons par deux petites définitions ! Selon l'Organisation mondiale de la santé : « *La naturopathie est un ensemble de méthodes de soins visant à renforcer les défenses de l'organisme par des moyens considérés comme naturels et biologiques.* »

Et d'après *Le Larousse médical* (édition 2007) : « *La naturopathie est un ensemble de pratiques visant à aider l'organisme à guérir de lui-même, par des moyens exclusivement naturels. Elle repose sur une théorie selon laquelle la force vitale de l'organisme permet à celui-ci de se défendre et de guérir spontanément. Elle consiste donc à renforcer les réactions de défense de l'organisme par diverses mesures d'hygiène (diététique, jeûne, musculation, relaxation, massages, thermalisme, thalassothérapie, etc.) aidées par les seuls agents naturels (plantes, eaux, soleil, air pur, etc.), un traitement médical ne devant intervenir qu'en cas d'urgence.* »

Pourquoi faire une place à la naturopathie dans votre vie ?

Pour connaître les réactions de votre corps et comprendre ce qui est bon pour lui ! La pratique de la naturopathie vous permet de prendre en main votre santé et de gagner en autonomie face aux maux du quotidien. Elle vous offre la possibilité de vivre en harmonie avec vous-même et votre environnement, en toute simplicité.

Médecines conventionnelles et médecines complémentaires

On oppose parfois la naturopathie à l'allopathie, médecine scientifique et conventionnelle (celle qui est aujourd'hui remboursée par la Sécurité sociale), alors qu'elles sont *complémentaires* et que les deux approches collaborent aujourd'hui de plus en plus. Si elles étaient *alternatives* ou *parallèles*, elles seraient dans l'impossibilité de se rejoindre… Ces deux termes ne sont pas justes, car les différentes médecines ont des frontières communes et rencontrent beaucoup de succès lorsqu'elles travaillent ensemble.

La médecine allopathique, la seule actuellement remboursée par la Sécurité sociale en France, a des résultats très performants et parfois même spectaculaires, permettant de pallier des insuffisances organiques et d'intervenir très rapidement de manière efficace en cas d'urgence. Depuis deux cents ans elle a pris un essor tel qu'elle domine toutes les autres formes thérapeutiques ! Les connaissances physiologiques et les recherches du côté de la chimie ont permis de mettre au point des outils de pointe (médicaments, chirurgie, rayons…) offrant un confort de vie aux malades. Mais elle est aussi confrontée à un énorme défi : les effets secondaires des médicaments. En langage médical, on parle de *iatrogénicité* lorsque l'on évoque les maladies engendrées par la médecine. Plus on prescrit de médicaments, plus ils induisent de perturbations dans l'organisme, risquant d'entraîner l'apparition de nouveaux symptômes. L'objectif de cette médecine n'est pas de préserver la bonne santé et on s'est éloigné au fil des années de certains principes de bon sens, ceux du père de la médecine, Hippocrate !

Le naturopathe, lui, pose la question : « Pourquoi la maladie s'est-elle installée ? » Il encourage la santé, son approche est de chercher la *cause*, plutôt que d'essayer de supprimer le symptôme. Car la naturopathie est avant tout une médecine des profondeurs, qui a pour objectif de restaurer la santé et de stimuler la force vitale en utilisant les moyens naturels offerts par la nature. Les médecines orientales, ayurvédique ou chinoise, partagent les mêmes principes de base, visant à restaurer l'harmonie du corps et de l'esprit durablement. Dans cette optique, la maladie est conçue comme la conséquence du déséquilibre et de l'irrespect de certaines règles.

Dans l'idéal, il serait judicieux de consulter en premier lieu un naturopathe pour acquérir les bons réflexes en fonction de sa constitution et ajuster ses habitudes de vie au quotidien pour garder la santé, puis de consulter un acupuncteur et/ou un homéopathe en cas de déséquilibre, dans le but de conserver la consultation médicale allopathique pour les VRAIES urgences !

Une pratique reconnue par l'OMS, largement répandue à l'étranger

La naturopathie est aujourd'hui reconnue comme « médecine non conventionnelle » par le Parlement européen et comme « médecine complémentaire » par l'Organisation mondiale de la santé (OMS). La profession de naturopathe est officiellement acceptée, et même remboursée, dans les pays européens comme l'Allemagne (depuis plus de cent dix ans !), la Suisse, les Pays-Bas, la Suède, la Norvège, la Hongrie, l'Irlande, la Grande-Bretagne et le Portugal. La pratique est « tolérée » en Italie, en Espagne et en Belgique, ce qui signifie que le naturopathe peut exercer son activité mais qu'elle n'est pas officiellement reconnue. La France, quant à elle, met du temps à s'ouvrir à la naturopathie, et ce malgré le projet de loi pour la reconnaissance des médecines alternatives (rapport Collins) adopté par le Parlement européen le 29 mai 1997… Un peu en retard, les Français ?

Dans l'Hexagone, la loi actuelle autorise le naturopathe à exercer son activité, sous réserve de rester dans le cadre de sa formation professionnelle. En d'autres termes, le naturopathe doit s'en tenir à ce qu'il a appris durant l'enseignement qui lui a été transmis « sans pratiquer » de soins médicaux conventionnels. Des fédérations nationales se sont organisées pour encadrer la profession et offrent une certification commune après l'enseignement dispensé par les écoles.

Dans le monde, de nombreux pays reconnaissent également la naturopathie : en Australie, en Israël, dans cinq provinces canadiennes et dans plusieurs États des États-Unis. Les naturopathes sont des médecins généralistes à part entière, *naturopathic doctors*. Ils sont habilités à poser des diagnostics, à prescrire des traitements, des analyses (de sang, d'urine…), des tests (radiographies…), à pratiquer des gestes de soin (sutures…) et à orienter leurs patients vers un spécialiste en cas de besoin. Au Québec, les naturopathes sont plutôt assimilés à des conseillers en santé et en hygiène de vie.

L'éducation à la santé, un pilier nécessaire

On peut découvrir la naturopathie seul, entre amis ou en famille : grâce à des livres, des documentaires, des ateliers pratiques, des stages en immersion, ou encore en consultation individuelle. Celle-ci est vivement recommandée si vous souhaitez gagner du temps et définir une première cure en naturopathie (voir page 26) avec les conseils d'un professionnel. La première consultation dure environ une heure trente, elle s'appelle *bilan de vitalité*. En comparaison, notons qu'un médecin généraliste consacre en moyenne seize minutes à chaque patient (son rôle est de soulager la maladie, il n'a pas le temps d'éduquer à la santé !).

Le naturopathe est un éducateur de santé naturelle et toute sa démarche découle de l'intention de vous rendre libre de prendre soin de vous. Son travail s'inscrit dans une relation d'aide, il écoute, dialogue, explique ! Son objectif n'est pas de remplacer votre médecin traitant, mais d'aller où celui-ci n'a pas le temps d'aller, c'est-à-dire d'explorer votre quotidien. En vous expliquant les processus biologiques qui gouvernent votre corps, il vous aide à mieux comprendre ses réactions (vos symptômes). Il vous amène à une prise de conscience de la responsabilité qui vous incombe vis-à-vis de votre organisme. Il vous aide également à prendre conscience des réactions de votre corps et à adopter les meilleurs réflexes en fonction de votre constitution. En cela, il développe votre notion de « médecin intérieur ». Il vous explique comment vous fonctionnez et comment vous pouvez enrayer les déséquilibres pour qu'ils ne s'installent pas ou qu'ils reculent. Aussi appelé *hygiéniste de santé* ou *praticien en hygiène de vie*, il considère qu'au lieu d'essayer d'éviter les maladies, on devrait plutôt « faire de la santé » !

Le rôle de la naturopathie est d'aider l'organisme à maintenir son équilibre, mais aussi de stimuler toutes ses capacités à se soigner lui-même grâce à des moyens naturels. Le corps est intelligent, il cherche toujours à se guérir ! Nos grands-mères parlaient souvent de « sortir le mal » par la fièvre, parce que c'est effectivement ce qu'il fait ! Il se débarrasse de tout ce qui le pollue pour continuer de fonctionner, dans ce cas précis en faisant monter la température pour transpirer. Nos aïeux utilisaient des méthodes qui nous semblent aujourd'hui désuètes, alors qu'elles étaient pleines de bon sens et issues de l'expérience.

Nous vivons à une époque formidable, où il est possible aujourd'hui d'allier le meilleur des techniques modernes et de la médecine traditionnelle naturelle. Profitons-en !

Les grands principes de la naturopathie

Plus qu'une médecine, la naturopathie est une philosophie de vie, avec le pilier suivant : nous sommes animés d'une force vitale homéostatique, et notre écosystème interne est supposé résister aux changements et aux perturbations en conservant un état d'équilibre. La naturopathie place cette notion d'énergie vitale au cœur de ses priorités, avec l'idée centrale qu'une médecine intelligente est une médecine qui préserve le pouvoir d'autoguérison le plus longtemps possible sans dépendance à un traitement, même naturel.

Le praticien en naturopathie croit en cette vitalité, il la respecte et l'accompagne. L'énergie dont nous parlons est invisible et circule dans le corps, elle est en lien avec les chakras indiens ou encore avec les méridiens chinois. Elle contribue au maintien de la santé, et sans vitalité, la naturopathie ne peut pas concevoir l'efficacité des cures, puisque les techniques n'agissent pas sur les symptômes mais accompagnent la personne et son énergie vitale dans le sens de la guérison.

La science de la naturopathie est *l'humorisme*. On ne parle pas ici d'humour mais de la science des liquides humoraux physiologiques, tels que le sang, la lymphe et les fluides. Tous ces liquides organiques sont le bouillon de culture de nos propres cellules ! C'est effectivement dans ce liquide que les cellules puisent leur nourriture et rejettent leurs déchets. Tout le monde sait, aujourd'hui, que si l'on pollue l'eau des rivières et des océans, on tue la flore comme la faune ; eh bien, c'est pareil pour nous. Pour le naturopathe, la maladie résulte de l'« encrassement » de nos liquides. Si on l'ingère ou que l'on fabrique des substances toxiques (par un mauvais fonctionnement du corps), on pollue notre milieu intérieur, « notre terrain » et nos cellules deviennent malades. On ne le fait pas exprès, bien sûr, mais si on sait comment tout cela fonctionne, on peut reprendre les rênes et commencer à faire un peu le ménage.

Les humeurs représentent toutes les substances liquides qui se trouvent dans un organisme. À l'origine, le mot « humeur » a un sens purement médical, puis les chercheurs en médecine ont défini les différents liquides pour les nommer de façon distincte. Le terme rassemble le sang, la lymphe, mais aussi tous les liquides intra- et extracellulaires. Peu à peu, le mot « humeur » a été délaissé par la médecine conventionnelle, mais il est toujours utilisé en naturopathie. Sachez aussi qu'un organisme adulte est composé de deux tiers d'eau, nos cellules s'y baignent, au nombre approximatif de… 100 000 milliards. À défaut d'être pure, il serait bien que cette eau soit la plus propre possible !

Déontologie et consultations

On se rend chez un naturopathe pour trouver une écoute et des propositions personnalisées et accessibles. Le praticien en naturopathie vous propose un programme sur mesure en fonction de votre âge, de vos habitudes de vie, de votre état de santé et de votre potentiel vital. Il propose des recommandations qui ne sont pas les mêmes que celles de votre voisin. S'il y a un tronc commun, il y a aussi de nombreuses subtilités. Soyez prêt ! Consulter un naturopathe, c'est aussi accepter de remettre en cause ses habitudes de vie au quotidien…

Les naturopathes prêtent officiellement serment auprès de leur école et de leur fédération. Ils adhèrent au principe de moralité et à la déontologie définie par Hippocrate :

- D'abord ne pas nuire ;
- C'est la nature qui guérit ;
- Si on intervient, le faire dans le sens où le veut la nature.

En France, seuls les médecins, les chirurgiens-dentistes et les sages-femmes sont habilités à pratiquer la médecine. Le naturopathe ne peut donc pas :

· **Émettre de diagnostic.** Il réalise un bilan de vitalité, sur la base d'une observation physique et d'un questionnaire détaillé sur votre histoire de vie.

· **Voir ses clients de façon suivie pour raisons médicales.** Le plus souvent, il vous reçoit une première fois pour le bilan, puis une deuxième fois dans les mois qui suivent pour faire le point et noter les améliorations possibles. Son rôle est de vous éduquer à la santé, ensuite, c'est à vous d'agir ! Selon vos besoins, vous pouvez retourner le voir l'année suivante ou un peu plus tard avec de nouveaux besoins d'« éducation », c'est vous qui voyez. Le naturopathe n'a pas pour vocation à vous faire revenir tous les mois, mais sa mission est plutôt de vous libérer des schémas de soins conventionnels et de vous donner des clés.

· **Prescrire des médicaments.** En aucun cas le naturopathe n'est habilité à vous conseiller de suspendre ou de commencer un traitement médicamenteux. Il vous recommandera un programme en hygiène de vie que nous détaillons un peu plus loin. Il est vivement conseillé de partager votre expérience avec votre médecin traitant, qui pourra, le cas échéant, diminuer certains médicaments.

Consultation allopathique et consultation naturopathique

Le naturopathe n'a pas de stéthoscope et il n'est pas habilité à prendre la tension. En fin de rendez-vous, pas non plus de prescriptions, mais des recommandations. Le naturopathe peut vous conseiller de faire des examens complémentaires dont vous pourrez discuter avec votre médecin, il n'a pas le pouvoir de les prescrire officiellement.

En naturopathie, on ne parle pas de patients mais de clients. L'exercice de la médecine est aujourd'hui encore très réglementé en France et chaque mot est soupesé pour éviter de mettre en danger l'activité du naturopathe. Le naturopathe libéral est assujetti à la TVA, il reverse donc 20 % du tarif de chaque consultation, ses honoraires sont fixés librement. Vous n'êtes pas remboursé par la Sécurité sociale si vous souhaitez consulter un naturopathe, mais de plus en plus de mutuelles remboursent les consultations.

Le secret professionnel est de rigueur, il comprend tout ce qui a été porté à la connaissance du naturopathe dans l'exercice de ses fonctions. Et, à l'instar du médecin également, il n'est pas autorisé à faire de la publicité, mais il peut proposer des conférences, des ateliers ou publier des articles pour se faire connaître. Ça tombe plutôt bien, puisque sa vocation est d'éduquer aux réflexes de santé naturelle !

À votre arrivée au cabinet, le naturopathe vous expliquera comment il travaille et écoutera votre demande. Ensuite, il procédera le plus souvent en trois phases : observation physique (vous restez habillé, c'est votre posture, votre peau, vos ongles, vos cheveux, la forme de votre visage qu'il observe), anamnèse (phase de questions précises), et recommandations présentées sous la forme d'une cure.

Le naturopathe utilise une classification établie par Hippocrate (et ses successeurs qui ont repris ses grands principes !) pour définir vos grandes tendances, forces et faiblesses.

La classification selon Hippocrate propose quatre grandes tendances :

· Tempérament sanguin (plutôt dilaté) ;

· Tempérament lymphatique (plutôt digestif et sanguin) ;
· Tempérament bilieux (plutôt musculaire et respiratoire) ;
· Tempérament nerveux (plutôt cérébral).

Très souvent, les tempéraments sont nuancés (un peu sanguin avec beaucoup de lymphatique, un peu de bilieux avec une dominante de nerveux…), et donnent des indications sur vos capacités vitales. Votre naturopathe ne vous en dira probablement rien, parce que c'est un jargon qui lui prendrait une partie de la séance à expliquer et qu'il y a déjà beaucoup à dire[1] !

Il observera aussi vos yeux avec une loupe ou un iridoscope. On dit que les yeux sont le miroir de l'âme, ils sont également celui du corps ! L'*iridologie*, pratiquée depuis la nuit des temps, permet d'apporter d'autres indications au bilan de vitalité naturopathique. L'iris se trouve être une zone de projection de tout le corps (comme en réflexologie, la plante des pieds, la paume des mains ou encore les oreilles). Chaque organe, et son état, se trouve représenté, on y observe des couleurs, des textures, des pigmentations, des reliefs différents.

Comprendre et prévenir les maladies

Le naturopathe considère que la maladie nous signale un déséquilibre. Elle est une réaction de défense du corps

1. Pour en savoir plus, lire le *Guide personnel des bilans de santé* de Daniel Kieffer (Grancher, 1998).

entraînant des symptômes qui inquiètent les patients (et parfois les médecins qui n'ont pas appris à les gérer, mais plutôt à les réprimer). La maladie (non accidentelle) est un effort que fait l'organisme pour se purger des toxines qui stagnent dans notre sang et dans notre lymphe : lorsque l'on comprend cette nouvelle façon de penser, une nouvelle palette de possibilités de se soigner s'ouvre alors… On ne cherche plus seulement à pallier le problème, mais on tente de comprendre comment se guérir !

En fait, d'où viennent les maladies ?

« On ne tombe pas malade. » Si votre naturopathe vous corrige en vous disant que vous n'êtes pas « tombé » malade mais que vous êtes « devenu » malade, c'est parce qu'il considère que votre corps était prêt pour recevoir la maladie, le virus ou le déséquilibre qui s'est installé. L'hygiène de vie faisant le lit de ce qu'il nous arrive, il vous explique que mieux votre corps fonctionne, moins vous êtes susceptible d'« attraper » tout ce qui se transmet.

Hérédité : et toi, t'as quoi ?

On ne peut pas redistribuer les cartes, la qualité de l'hérédité est un cadeau (parfois empoisonné) de la famille… Vous êtes peut-être né avec la meilleure constitution possible ou vous portez une faiblesse héréditaire, cardiaque, digestive, ou encore une prédisposition aux maladies auto-immunes. Vous le savez, ou bien vous n'en avez pas encore connaissance. Entre les deux, mieux vaut le savoir ! Ce qui est bien quand on le sait, c'est que l'on est informé sur son potentiel et sur ses déficiences. On part avec une longueur d'avance par rapport à quelqu'un qui ne sait pas encore ce qui peut lui arriver. Notons également que l'hérédité est plus souvent un problème de comportements héréditaires… Et si les habitudes de vie sont les mêmes, il est logique que les résultats en hygiène de vie soient aussi identiques avec une base héréditaire similaire ! Les choses sont dites, il s'agit alors de nous attaquer à ce que nous pouvons changer : le terrain.

On parle de « terrain » en naturopathie comme on parlerait de la terre en agriculture. Comme le sol, on soigne le corps, on le draine, on le nourrit pour qu'il soit le plus sain possible. Un bon terrain est solide, défensif, et résiste aux intempéries comme aux attaques des virus. Un mauvais terrain est carencé, affaibli. Le terrain, c'est donc l'ensemble des paramètres biologiques, psychologiques, énergétiques, qui font que chaque personne est unique. Le modifier, c'est agir sur ses ressources, sur l'immunité, sur sa capacité de guérison.

Les microbes, responsables de tous nos maux ?

Il y a, bien sûr, toujours le risque d'« attaques extérieures », par les microbes, bactéries et virus, qui sont souvent rangés sous la même étiquette « vilains fautifs » qui nous rendent malades. Ne mélangeons pas tout, ces molécules vivantes sont d'une extraordinaire diversité et nous rendent beaucoup de services au quotidien !

· Tout d'abord, les microbes. Dans l'environnement, il y en a dans le sol et dans l'eau, dans le phytoplancton, dans certains aliments… et nous ne pourrions pas vivre sans eux. Ils contribuent aux cycles de la matière, un peu de gratitude et quelques applaudissements pour ce beau travail ! Le terme microbe, non scientifique, signifie « petite vie » et regroupe en fait tous les micro-organismes, terme général qui inclut les virus, les bactéries, mais aussi des organismes microscopiques comme les levures. Un nombre considérable de microbes vivent aussi sur nous et en nous, dans nos intestins ou sur notre peau : à sa surface, vivraient plus de 1 000 milliards de micro-organismes… Alors, les microbes sont-ils responsables de tous nos maux ? Bien sûr que non, d'ailleurs notre propre corps renferme plus de ces bactéries que de cellules et il s'en sort plutôt bien !

· Les bactéries sont souvent des « amies ». Elles sont constituées de cellules qui assument les fonctions élémentaires : transmettre et exprimer l'information génétique, mais aussi tirer matière et énergie de l'environnement (elles possèdent donc un métabolisme). Leur taille est très réduite, chacune n'est constituée que d'une seule cellule, ce qui leur vaut le nom d'« organismes unicellulaires ».

Et elles sont parfois des « ennemies », on parle dans ces cas-là de bactéries pathogènes (responsables des maladies), qui pénètrent dans notre organisme par l'intermédiaire de la peau, de la nourriture que nous ingérons, des relations sexuelles non protégées ou encore par l'air que nous respirons. Elles s'installent autour de cellules et tissus spécifiques pour se protéger des mécanismes de défense du corps humain, les plus malignes arrivent même à entrer à l'intérieur des cellules. Le risque lié aux bactéries vient de leur vitesse de reproduction : en quelques heures, elles sont capables de se multiplier en un nombre vertigineux ! Certaines, comme le choléra ou la coqueluche, sécrètent également des toxines qui peuvent être extrêmement dangereuses.

Comment s'en protéger ? Rien ne vaut l'hygiène, en prévention. Se laver les mains régulièrement, boire une eau potable, désinfecter ses plaies, se protéger lors des relations sexuelles, etc. En théorie, même si une bactérie pénètre dans l'organisme, le système immunitaire se trouve en mesure de combattre ces corps étrangers. En théorie. Il peut arriver que le système immunitaire ne parvienne pas à arrêter l'infection. Dans ce cas, les bactéries nocives peuvent être combattues par les antibiotiques, molécules qui vont détruire les bactéries ou empêcher leur croissance.

Et les bactéries intestinales ?

Notre intestin renferme, et ce dès notre naissance, plus de 100 000 milliards de bactéries, garantes de notre système immunitaire. Leurs rôles sont variés : elles permettent, en plus de renforcer nos défenses immunitaires, d'améliorer la digestion, d'empêcher le développement de germes, de faciliter l'assimilation de minéraux et de vitamines, d'activer certaines productions hormonales… Notre microbiote intestinal exerce en permanence un travail colossal au sein de notre organisme ! Et nous ne nous en rendons même pas compte. La qualité de cet écosystème intestinal est essentielle, car chaque fois que notre corps est agressé (par des éléments extérieurs agressifs ou de mauvaises habitudes récurrentes), c'est tout le système qui se met en branle. Veiller sur nos bonnes bactéries est primordial pour rester en bonne santé et garder un système immunitaire solide. Lors de stress, d'une alimentation non adaptée ou/et de traitement antibiotique, les « ennemies » prennent le dessus sur les « amies » et engendrent des troubles plus ou moins sympathiques.

Et les virus ?

Ils font souvent parler d'eux l'hiver, et ils aiment beaucoup quand notre système immunitaire est affaibli ! Contrairement aux bactéries, le virus n'est pas une entité autonome et il est généralement plus petit. Il a besoin d'« infecter » ou de « parasiter » une cellule pour fonctionner et se multiplier. Ce colonisateur très très malin détourne ensuite la machinerie à son profit… La cellule se retrouve contrainte de fabriquer des centaines de copies du virus qui s'installe. Il s'attrape par contagion, dans l'air ou par contact direct ou indirect avec une personne infectée. Les barres du métro ou encore la porte des toilettes en sont pleines, si, si, regardez ! Les virus sont le plus souvent bénins, parmi eux la grippe, le rhume, la varicelle, que nous avons tous eus dans notre vie. D'autres sont beaucoup plus dangereux, comme la variole ou le sida.

Au début, nous ressentons le plus souvent une fièvre, des maux de tête, de la fatigue, signes que le corps entre en lutte avec cet élément étranger. Lorsque l'organisme a déjà rencontré le virus, il reconnaît les armes qu'il a précédemment utilisées et il y fait appel, c'est pour cette raison que nous ne pouvons pas avoir deux fois la varicelle : le système immunitaire reconnaît la structure du virus et envoie immédiatement les anticorps nécessaires.

Quel est le risque ? Les fonctions vitales prises en charge par les cellules infectées ne sont plus remplies puisqu'elles sont occupées à « photocopier » le virus. S'il est très virulent, le système immunitaire peut aussi être rapidement débordé. Le virus ayant pris le contrôle des cellules, il n'existe pas de médicament pour le détruire sans détruire les cellules. Quelques antiviraux néanmoins permettent de perturber le cycle de réplication, et donc de ralentir sa progression… Restent la prévention et la vaccination.

Halte à la vaccination ?

Le principe du vaccin est très ingénieux : en injectant une version inoffensive du virus, on prépare l'organisme à l'éliminer plus facilement lorsqu'il le rencontrera à nouveau. Alors, pourquoi la polémique ? En France, le DTP est obligatoire, il permet d'éviter la diphtérie, le tétanos et la poliomyélite. D'autres vaccins sont fortement recommandés, comme le ROR, la coqueluche, l'hépatite B, etc. Mais ils ne sont pas obligatoires. Si les vaccins ont permis d'éradiquer nombre de maladies mortelles, on peut s'interroger sur leur nécessité à ce jour, où ces maladies ne sont plus autant répandues… Leur composition est également en cause, ils contiennent des produits additionnels, comme le formaldéhyde et l'aluminium, dont les dangers neurotoxiques sont dénoncés aujourd'hui par nombre de médecins allopathiques.

Si le choix de la vaccination est fait, et si la maman allaite le nouveau-né, le naturopathe recommandera d'attendre la fin de l'allaitement, ce qui permet au bébé de renforcer son système immunitaire pendant les premiers mois de sa naissance avant d'être mis en contact avec un premier virus sous forme de vaccin.

À lire : *Vaccins, comment s'y retrouver* d'Henri Joyeux (éditions du Rocher, 2015).

Vous savez donc maintenant ce que sont les bactéries et les virus. Ils ont finalement peu en commun, si ce n'est la capacité de s'installer chez nous et de faire dérailler notre équilibre si le terrain est propice ! Passons maintenant en revue les autres causes de maladies… Certaines sont liées à l'environnement et à sa toxicité, d'autres à nos mauvaises habitudes de vie. Accrochez-vous !

Les radiations

Radiations électromagnétiques, téléphones mobiles, ondes TV, satellites de communication, mais également les fours à micro-ondes, les lignes à haute tension, les écrans d'ordinateurs ont sur notre santé des effets qui sont encore mal connus. Autant d'éléments que nous ne pouvons plus éviter au quotidien.

Les produits polluants

Ils sont présents dans les sols, dans l'eau que nous consommons… Nous avons introduit dans la nature de nombreux polluants difficiles à gérer pour notre corps, car ils sont biologiquement complexes. En pratique, ils peuvent par exemple libérer des poussières sous forme de microparticules et provoquer des insuffisances respiratoires. Les plus connues sont les poussières utilisées dans la construction de certains bâtiments (aujourd'hui reconnues comme responsables de cancers). D'autres substances, provenant de l'industrie et de la circulation automobile, se répandent encore plus largement dans les villes.

Les éléments climatiques

Le froid, la chaleur, la pluie, le vent entraînent aussi des modifications qu'il faut prendre en compte. Pas facile de vivre près de la mer quand on souffre d'hyperthyroïdie ou de vivre dans une ville très humide lorsque l'on est sujet aux sinusites !

Nos mauvaises habitudes

La sédentarité

Posez ce livre, levez-vous et faites le tour du pâté de maisons ! Plus le temps journalier passé en position assise est élevé, et plus courte est l'espérance de vie !

Le tabac et l'alcool

Le tabac n'est pas qu'une plante sacrée, et l'alcool un antiseptique, malheureusement ! Le premier est même la première cause de mortalité évitable en France. Le tabagisme actif est considéré comme responsable de 90 % des cancers du poumon et de 73 000 décès prématurés chaque année dans notre pays (Catherine Hill, « Épidémiologie du tabagisme », *La Revue du praticien*, 20 mars 2012).

L'abus d'alcool, souvent en association avec le tabac, fait le lit des cancers des voies aériennes et de la partie supérieure du tube digestif. L'abus d'alcool aboutit parfois à une cirrhose (transformation fibreuse du foie), extrêmement dangereuse.

Les boissons acidifiantes: café, sodas et Cie

Vous ne pouvez pas commencer la journée sans un petit café le matin, puis un autre dans la matinée et après le déjeuner? En soirée, vous aimez consommer des boissons énergisantes? La caféine est un stimulant fantastique qui permet d'accomplir des miracles au bureau alors qu'on s'est couché trop tard, et de poursuivre jusqu'au bout de la nuit! Les études sur les effets positifs comme négatifs du café se sont succédé au cours des dernières décennies. Le risque le plus connu est l'infarctus, mais il faut surtout comprendre que nous ne sommes pas tous égaux face à la caféine.

D'autre part, dans une optique de santé globale, en tant que naturopathes, nous négocierons avec vous pour que, sans tomber dans l'obsession ni la frustration, vous compreniez que la caféine acidifie l'organisme. L'excès d'acide contribue à une déminéralisation et une inflammation générale de l'organisme et perturbe l'activité de nos enzymes. Tout ceci ayant une incidence directe sur la vitalité, le sommeil, l'équilibre nerveux dans un cercle vicieux: moins on dort, plus on boit de café…

La caféine n'est pas réservée au café et aux sodas caféinés. On en trouve aussi dans le thé, la molécule est similaire mais on l'appelle théine. Le taux de caféine contenu dans une tasse de thé sera très différent en fonction dc la variété et du temps d'infusion. Il y en aurait plus dans le matcha et dans le thé vert, puis dans le thé blanc et le thé noir. La caféine du thé vert est beaucoup mieux tolérée, car elle est directement en relation avec d'autres substances (polyphénols et L-Théanine) qui limitent ses effets excitants et multiplient ses bienfaits antioxydants.

Les médicaments

L'abus des molécules de synthèse que sont les médicaments chimiques n'est pas sans conséquence. Les effets indésirables s'allongent sur les notices et les prescriptions à rallonge donnent souvent des cocktails riches pour leurs interactions.

Le foie, qui doit digérer les molécules chimiques, s'intoxique au fil des mois et des années, jusqu'à ne plus pouvoir répondre à la demande, puisque c'est lui qui filtre les molécules chimiques. Plus le travail est complexe, plus il s'épuise ! Et l'aspect « automatique » de la prise de médicaments donne également un sentiment de perte de contrôle lorsque l'on s'en remet entièrement à la médecine allopathique sans réforme de l'hygiène de vie.

Le stress

Le stress, la peur et tout ce qui nous est inconfortable entament notre précieux équilibre. Le « bon » stress est la réponse normale du corps à une stimulation.

Mais aujourd'hui, les agressions sont tellement fréquentes et intenses que l'intrus s'installe volontiers et prend place dans notre quotidien. Il est là, sur notre oreiller le soir avec nos pensées qui tournent en boucle, le matin avec le bruit et la foule des transports en commun ou dans le trafic, au travail avec les dossiers qui s'accumulent… Difficile d'y échapper.

Habitués au confort, nous supportons aussi de moins en moins les contrariétés. Nous courons après les possessions matérielles et nous confondons souvent le bonheur et le confort, nous cherchons à apaiser nos craintes dans un univers anxiogène.

Les risques sont graduels, et le corps commence par nous alarmer, avant de s'adapter et de nous laisser dans un état « à fleur de peau », jusqu'à une phase d'épuisement malheureusement de plus en plus courante.

Une alimentation déséquilibrée

En matière d'alimentation, nous avons oublié notre bon sens ! Les risques surpassent souvent les bienfaits si l'on fait le bilan de nos assiettes occidentales, trop lourdes, trop grasses ou trop sucrées. Oui, il faut manger pour survivre, mais il faut surtout la bonne dose de nutriments, une bonne qualité, sans trop de toxines à gérer ensuite pour notre corps.

Les principaux problèmes sont aujourd'hui :

· La quantité d'aliments que nous ingérons chaque jour à chaque repas, ainsi que le grignotage, qui ne permettent pas à notre estomac de se vider complètement ;

· Les « faux aliments » qui n'apportent pas de bienfaits énergétiques mais qui nous « remplissent » ;
· Le sucre, cercle vicieux ;
· Le sel, présent partout dans les plats préparés.

Pourquoi avons-nous des carences ? Notre alimentation peut être déséquilibrée, nos aliments peuvent ne pas être d'une qualité suffisante ou avoir été dénaturés par des produits chimiques ou une trop grande transformation (cuisson), ou encore nous ne sommes pas capables d'assimiler les nutriments pour des raisons physiologiques. Nous manquons aussi beaucoup de soleil et de sommeil, deux éléments qui nous permettent de bien fonctionner et qui contribuent à une bonne assimilation.

L'important risque des surcharges

Nous surchargeons notre corps par nos excès et par nos déficits d'élimination de nos déchets. Si ces surplus bloquent nos fonctions d'évacuation qui se retrouvent débordées, nos organes n'arrivent plus à faire leur travail correctement. En se surchargeant, notre corps s'épuise et les liquides (sang, lymphe) s'épaississent. Ils circulent plus lentement, les tissus sont de moins en moins bien irrigués et les échanges cellulaires, comme l'oxygénation, se font moins bien. *« La lymphe, c'est à la fois le fleuve nourricier et le tout-à-l'égout »*, disait Pierre-Valentin Marchesseau, naturopathe français.

Voici les risques :
· Les cellules, ne pouvant plus fonctionner correctement, s'épuisent ou prolifèrent de façon anarchique ;

· Les carences se creusent, car le corps n'est plus en mesure d'assimiler les nutriments ;
· Les attaques extérieures deviennent plus dangereuses, car le système immunitaire n'est plus aussi réactif qu'avant.

Les effets d'un « encrassement » sont graduels, l'organisme rencontre différents troubles en fonction de l'histoire de l'individu. Il est essentiel de corriger ces problèmes de surcharges au fur et à mesure afin d'alléger le corps et de lui rendre sa capacité d'autoguérison.

« Le corps fait une maladie pour se guérir. »
Hippocrate

Les éliminations par les voies de sortie

Nos organes s'activent tellement rapidement qu'on n'y prête pas attention quand tout va bien. En une heure, nous consommons autant d'énergie qu'une ampoule de 100 watts ! Pour bien fonctionner et ne pas s'encrasser, notre corps doit bien éliminer ses déchets (lesquels sont issus de l'alimentation, de notre respiration, de notre fonctionnement ; à chaque instant, des cellules meurent et doivent sortir de notre organisme).

Notre corps dispose de cinq *émonctoires* (sorties d'évacuation) pour se débarrasser de ses déchets : le système cutané (la peau), le système respiratoire (les poumons), le système urinaire (les reins) et le système intestinal (avec le foie et les intestins). Chaque groupement d'organes qui composent chacun de ces systèmes filtre les déchets et les éliminent sous différentes formes : transpiration, crachats, urine et matières fécales.

Si ces organes sont encrassés, il faut s'attendre à des signes rapidement. Ils ne peuvent plus remplir leurs fonctions et les déchets risquent d'intoxiquer l'organisme, la machine s'enraye.

Il existe deux grands groupes de déchets : les cristaux et les colles.

Les cristaux

Ce sont des déchets durs et pointus, qui sont solubles dans les liquides et évacués par les reins et les glandes sudoripares qui, grâce à l'urine et à la sueur, ont la capacité de les dissoudre. Ils sont des résidus provenant de la digestion et principalement d'aliments riches en protéines (viandes, produits laitiers, poissons, œufs, légumineuses), d'un excès d'acides ou de sucres raffinés.

Lorsqu'ils s'accumulent dans le corps, ils provoquent des maladies généralement douloureuses, telles que des rhumatismes, des calculs, des eczémas secs…

Les colles

Ces déchets collants sont non solubles dans les liquides et s'éliminent par le foie, les intestins et les glandes sébacées. La bile, les selles et le sébum permettent leur évacuation. Ils sont la conséquence d'une alimentation riche en glucides (céréales, pain, pâtes…) et en graisses.

Les maladies liées à ces colles ne sont généralement pas douloureuses comme celles liées aux cristaux, mais elles provoquent des sorties suintantes : des écoulements vers les voies (bronchites, sinusites, rhumes) et vers la peau, tels que l'eczéma coulant ou l'acné.

Chaque émonctoire élimine plutôt l'un ou l'autre des déchets. Mais avec l'usure des filtres, les émonctoires s'épuisent et font ce qu'ils peuvent, aidant le travail de l'un ou l'autre des émonctoires les plus fatigués.

La peau

La peau est avant tout un organe de protection ; par sa texture élastique et souple, elle enveloppe parfaitement nos organes internes. En fonction des agressions extérieures, elle réagit et modifie son épaisseur. Elle a aussi l'étonnante capacité de se reconstituer très rapidement par la cicatrisation. Cette autoréparation après une écorchure, quand elle est rapide, est la preuve d'une bonne vitalité générale. À cette protection physique s'ajoute un facteur chimique : la peau détruit les microbes par son acidité. Cette acidité naturelle provient des sécrétions cutanées, qui doivent rester équilibrées (il faut éviter les produits de toilette alcalins). La peau joue aussi le rôle de régulateur thermique, ainsi que celui d'agent de renseignement sur le monde extérieur concernant le froid, le chaud, la rugosité, la douceur, etc.

Mais la fonction qui nous intéresse le plus ici est celle d'épuration ! Toute son activité épuratrice se situe dans le derme, où sont logées des glandes spécialisées : elles rejettent hors du corps tous les déchets des métabolismes cellulaires et digestifs.

La peau élimine les deux catégories de déchets :

· **Les déchets cristaux** sont éliminés par les glandes sudoripares, sans quoi les maladies comme l'eczéma, le psoriasis ou un érythème cutané peuvent apparaître.

Les *glandes sudoripares* sont de longs tubes qui vont de la profondeur du derme jusqu'à la surface, qui secrètent de l'eau dans laquelle sont dissous les sels usés, de l'urée et des résidus solubles. On retrouve dans la sueur les mêmes déchets que ceux éliminés par les reins.

· **Les déchets collants** passent, quant à eux, par les glandes sébacées. Si ces dernières sont saturées, le risque est l'acné, la peau grasse et l'eczéma suintant.

Les *glandes sébacées* sont situées en surface, elles ressemblent à de petites boules et se trouvent à la racine des poils ou du duvet : à chaque petit poil correspond une glande. Elles secrètent le sébum, qui est gras et insoluble, et qui lubrifie les poils. Le sébum est de même nature que la bile évacuée par le foie bien que sa composition soit différente. On remarque que, lorsque l'on stimule la fonction hépatique, on soulage la peau et réduit l'excès de sébum sur la peau : les émonctoires se relaient.

La peau permet de rejeter les déchets directement à l'extérieur du corps, ce qui en fait l'émonctoire favori du naturopathe. Elle s'autorépare rapidement et sa sollicitation ne fragilise pas la santé. Il est plus difficile de solliciter de façon répétée les poumons, le foie ou les reins.

Les poumons

L'appareil respiratoire nous permet de respirer, mais joue également un rôle dans la filtration et la protection de nos organes. Il lutte efficacement contre les germes et secrète des molécules protectrices grâce au mucus. Les déchets mucosiques, crachats et catarrhes, sont éliminés par le système respiratoire; ils sont collants et insolubles. L'élimination de ces déchets passe par les muqueuses du nez (rhume, sinusite, pharyngite), les alvéoles pulmonaires (asthme), les bronches (bronchite), avec éventuellement une irritation des poils et la tentative par la toux de faire ressortir les mucosités. Ils proviennent des hydrates de carbone: amidons, féculents, certaines graisses et les sucres… Les sucres blancs ou industriels sont également à l'origine des encrassements des poumons.

Le système respiratoire prend très souvent le relais d'un foie surchargé qui n'arrive pas à faire toute l'épuration. Chez les jeunes, qui ont une forte vitalité, on peut observer de l'acné chronique ou des rhumes à répétition, les déchets gras et sucrés cherchant une voie de sortie.

Les poumons sont beaucoup plus fragiles que la peau. S'ils doivent supporter plusieurs années la charge d'éliminer des déchets en quantité, ils s'affaiblissent et des maladies peuvent alors apparaître. Ils deviennent plus sensibles aux attaques microbiennes et aux virus. Sur ce terrain fragile, la muqueuse étant en souffrance, la flore n'est plus en mesure de se défendre.

Les reins

Le système urinaire, qui se compose des reins, de la vessie, des uretères (conduits reliant les reins à la vessie) et de l'urètre (canal pour évacuer l'urine), contribue à l'équilibre de l'organisme, car il règle la composition et le volume du sang en évacuant les déchets. Pour cela, il fait varier les quantités d'eau et de sels. Les deux reins sont situés au niveau des dernières côtes dorsales et des premières lombaires, ils ont la forme de deux haricots. Lorsque l'on dit « j'ai mal aux reins », on les place souvent un peu trop bas.

Les reins sécrètent l'urine. Ils débarrassent le sang des produits de déchets, et particulièrement ceux qui résultent de la transformation des protéines, ils rejettent de l'acide urique, de l'urée, de la créatinine… Ils permettent de dissoudre les cristaux responsables des calculs rénaux et coliques néphrétiques.

Les cellules des reins sont extrêmement fragiles ; si elles sont détruites et viennent à manquer, c'est l'insuffisance rénale. On évitera à tout prix l'encrassement des reins et on préférera protéger cet organe en dérivant les déchets vers d'autres émonctoires plus forts.

L'appareil digestif et le foie

L'intestin, en collaboration avec le foie et la vésicule biliaire, permet l'élimination des colles et des cristaux, responsables des inconforts intestinaux (constipations, diarrhées, gaz intestinaux, calculs…).

Focus sur notre intestin ! Il ressemble à un gros tuyau boursouflé et a mauvaise presse. Il est parfois incontrôlable, il nous incommode, probablement parce qu'il s'agit de la partie du corps qui nous fait un peu honte. Penchons-nous un peu plus sur le système digestif, mal connu. Les scientifiques murmurent aujourd'hui que les cellules de notre intestin étaient même là avant les cellules de notre système nerveux et encéphale et les recherches se multiplient par centaines ces dernières années. On s'y intéresse encore trop peu, ou plutôt, on commence à s'y intéresser quand c'est grave, alors qu'il faudrait y penser AVANT. Attendre quatre jours quand on est constipé, c'est trop ; souffrir d'une diarrhée tous les deux jours, trop aussi. L'intestin constitue les deux tiers de notre système immunitaire ; s'il fonctionne bien, la plupart de nos fonctions sont bien remplies. Les cellules sont bien nourries et nos déchets bien éjectés du corps.

L'activité de la digestion est si banale, si quotidienne, qu'on ne se pose pas de question. En réalité, c'est un baromètre essentiel à suivre de près. Notre corps abrite entre 3 et 6 mètres d'intestin grêle, mais comme celui-ci est plein de villosités, l'ensemble donne, mis à plat, un total de 200 mètres carrés ! Pourquoi est-il si grand ? Notre intestin a pour rôle de réduire en petits morceaux tout ce qui vient de l'extérieur pour être assimilé par nos cellules, son travail est primordial pour nous nourrir. Seul le dernier mètre de notre intestin est concerné par nos excréments. En amont, tout n'est que traitement des nutriments, tri et assimilation.

Le foie, quant à lui, est un très gros organe qui pèse en moyenne 1,5 kg! Son travail consiste à filtrer les toxines de la circulation sanguine, et à les rejeter par le tube digestif. Les polluants, les molécules de synthèse et les métaux lourds passent par lui. Avec le temps, s'il n'est pas drainé et protégé, il s'engorge et laisse passer des toxines qui envahissent la circulation sanguine, pour aller se déposer dans tout l'organisme.

Un foie en souffrance se repère facilement par un ou plusieurs signes parmi les suivants:
· Une mauvaise haleine et une langue chargée, en particulier le matin;
· Des difficultés à digérer, des nausées, des gaz ou des ballonnements;
· Une somnolence systématique après chaque repas;
· Des maux de tête;
· Une fatigue générale;
· Des réveils nocturnes entre 1 heure et 3 heures du matin sont aussi les signes d'un dérèglement du foie;
· Des selles très pâles.

Le foie intervient dans plusieurs centaines de fonctions vitales, on peut dire sans trop s'avancer que derrière chaque maladie se cache un dérèglement du foie et qu'il convient de s'en occuper.

Le concept d'encrassement

« Une personne intelligente résout un problème, le sage l'évite », disait Albert Einstein.

Le terme d'« encrassement » regroupe toutes les surcharges de notre organisme qui, n'arrivant pas à toutes les éliminer, se retrouve saturé. Comprendre ses problèmes d'élimination – comment le corps se débarrasse de ses déchets et pourquoi un mauvais fonctionnement dérègle toute la machine – permet de saisir tout l'intérêt de la prévention en naturopathie. Les cinq émonctoires fonctionnent ensemble. En cas d'insuffisance des fonctions rénales, intestinales, cutanées ou pulmonaires, on verra augmenter le taux de déchets essayant de sortir de façon de plus en plus impressionnante. Si l'organisme ne trouve pas de porte de sortie, il concentre ses déchets à l'intérieur et le système commence à dérailler, vous me suivez ?

Les actions et les limites de la naturopathie

Nous avons vu que les maladies sont un signal du corps qui nous envoie des messages. Il nous suggère de nous arrêter un instant et d'observer ce qui ne va pas. Peut-être travaillons-nous un peu trop et nos maux de tête viennent-ils de là ? Peut-être nos problèmes intestinaux sont-ils apparus après un événement que nous n'avons pas digéré ?

Quelles leçons nous apporte la naturopathie ?
· Ne pas rejeter la maladie comme ne faisant pas partie de nous. De la lutte naissent parfois des découragements et la guérison peut être retardée. Apprivoiser ses inconforts pour apprendre à mieux se connaître.
· Prendre conscience de sa globalité et ne pas isoler le problème du reste du corps, penser « terrain ». Faire équipe

avec son programme d'hygiène de vie, consulter un naturopathe comme un « coach ».

· Quand on « traite » une zone avec la médecine naturelle qu'est la naturopathie, s'attendre à des répercussions sur d'autres zones. Ne pas s'attendre seulement à des effets positifs et accepter les « crises aiguës » qui accompagnent le nettoyage. Comprendre que la maladie permet d'éliminer des toxines pour accompagner le processus.

Les maladies aiguës

La force vitale déclenche le processus d'auto-nettoyage en facilitant les fonctions émonctorielles, les toxines sortent plus facilement et le corps dispose de toutes ses capacités pour expulser ce qui l'empêche de fonctionner correctement. Les maladies aiguës sont l'expression d'une souffrance dans le corps, comme un cri. Elles surviennent brusquement et sont souvent impressionnantes par leur force : vomissements, diarrhées, fièvres, éruptions cutanées… Elles offrent un véritable nettoyage qui permet l'autoguérison si le processus est respecté. Les déchets sont éliminés vers un ou plusieurs émonctoires. Elles s'observent chez les personnes ayant une force vitale importante, c'est pour cela qu'on les rencontre le plus souvent chez les enfants.

Souvent, la médecine conventionnelle allopathique propose des traitements médicamenteux pour faire taire les symptômes inflammatoires et les réactions d'élimination, selon l'affection. Il arrive que les médicaments soient indispensables en cas d'urgence, mais il convient de s'interroger sur la nécessité pour le corps de se débarrasser des déchets qu'il dirigeait vers l'extérieur, afin de ne pas réprimer ce besoin. En cas d'infection, une forte fièvre est un moyen de défense qui active les globules blancs, elle permet également d'évacuer des toxines par la transpiration. Notre système digestif, pendant une intoxication alimentaire, réagit par une diarrhée, pas très agréable mais très efficace pour éliminer les éléments responsables. L'approche naturopathique évite d'interrompre ces réactions salutaires que le corps adopte naturellement, mais choisit plutôt de les accompagner pour qu'elles se déroulent en toute sécurité.

Les maladies chroniques

Nous parlons ici des maladies installées : asthme, diabète de type 2, syndrome de l'intestin irritable… La chronicité indique que la force vitale est moins importante, la maladie ne suffit plus à sortir les toxines en une seule et unique fois, elle devient alors récurrente. Il est important à ce stade de s'interroger sur la nécessité de réformer l'hygiène de vie, afin d'augmenter le capital vital et de prévenir les épisodes de crise.

Les maladies chroniques sont responsables de 36 millions des 57 millions de décès annuels dans le monde. En tête, les maladies cardio-vasculaires sont la première cause de décès (17,3 millions), suivies des cancers (7,6 millions), des maladies respiratoires (4,2 millions) et du diabète (1,3 million). Il est reconnu par les instances médicales que toutes ces affections partagent les quatre facteurs de risques principaux : le tabagisme, la sédentarité, l'usage nocif de l'alcool et la mauvaise alimentation.

Le terrain s'encrasse et le processus d'auto-nettoyage n'est pas optimal : le naturopathe peut vous aider à l'optimiser avec toutes les précautions nécessaires, tout en vous aidant à retrouver de la vitalité pour sortir du cercle vicieux.

Les maladies lésionnelles ou dégénératives

Lorsque la vitalité n'est plus suffisante et que le corps perd durablement son équilibre, il ne parvient plus à s'autoréguler. Apparaissent alors des maladies qui atteignent les cellules sans retour en arrière : cancers, Alzheimer... La naturopathie permet alors simplement d'améliorer la qualité de vie et de retrouver énergie et confort au quotidien.

Il est encore possible de réformer son hygiène de vie pour renforcer sa vitalité. Il conviendra pour le patient de s'assurer un suivi avec un médecin allopathique, en complément du suivi naturopathique. Il est moins question de « nettoyage » que de confort de vie si la maladie est déjà bien installée.

Les cures détox et revitalisation

Les cures conseillées par les naturopathes sont en fait des plans d'action stratégiques adaptés à chacun. Ils dressent une liste de conseils à suivre qui requièrent quelques changements dans les habitudes de vie. Une feuille de route est établie, avec laquelle vous pouvez prendre plus ou moins de libertés selon votre état de santé et les changements que vous espérez voir opérer dans les semaines suivantes. Vous êtes invité à prendre conscience de votre capacité à modifier vos habitudes et à (re)prendre les rênes de votre santé durablement !

Les priorités du naturopathe sont toujours la détoxification et la revitalisation du corps. En effet, aussi indispensable que la vidange automobile, le drainage du corps est incontournable. Parallèlement, il faut de la vitalité pour que le corps fonctionne de façon optimale. Pour cela, le naturopathe utilise une dizaine de techniques majeures, toujours incluses dans des cures.

La cure de détoxination, ou de détoxification

C'est toujours le premier choix du naturopathe, sauf si la vitalité n'est pas suffisante, car cette première étape demande de l'énergie. La « détox » répond au besoin de supprimer les surcharges et toutes les toxines indésirables qui viennent de l'extérieur, les différentes pollutions de l'air, de l'eau, des aliments... L'organisme produit également lui-même des toxines (des acides organiques, des produits de putréfactions ou fermentations intestinales, des toxines liées aux stress...).

Mise en place sur une durée minimale d'un mois, cette cure se fonde sur trois temps :

· **Adoption d'une alimentation la plus naturelle possible**, pour fermer la porte des surcharges. Pendant cette période, on évitera donc les excès farineux, les mauvaises graisses, les sucres transformés, les produits animaux et dérivés (produits laitiers, œufs, etc.). On peut établir des cures saisonnières si la vitalité le permet : des monodiètes (des périodes avec un seul aliment pendant une soirée ou une journée) ou des jeûnes.

· **Mise en place de techniques de drainage pour soutenir l'élimination des toxines du corps.** Le foie, la peau, les intestins et les reins sont stimulés avec des techniques de réflexologie, de massage, de détente, d'exercices physiques, etc.

· **Relaxation.** Une grande quantité d'énergie est consommée par l'activité mentale. Autant d'énergie qui n'est plus disponible pour le reste du corps si l'on n'interrompt pas les ruminations quotidiennes… Le naturopathe recommande des techniques de détente, allant du bain chaud aux massages, en passant par des exercices de sophrologie, de yoga et de méditation pour gérer le stress et apaiser le mental.

La cure de revitalisation

La revitalisation est toujours au programme d'une cure de naturopathie, car la vitalité est essentielle à la guérison du corps. Il n'y a pas un programme naturopathique, mais des milliers de programmes individualisés qui tendent à soutenir cette énergie qui s'affaiblit au cours de la vie.

La cure de revitalisation favorise :
· La relaxation sous toutes ses formes : physique, psychique, émotionnelle ;
· Le contact avec la nature (le soleil, l'air pur, le végétal, etc.) ;

· Une alimentation revitalisante, apportant un « idéal alimentaire » (reportez-vous à la deuxième partie de ce livre pour en connaître les grandes lignes) ;
· L'utilisation de « superaliments » (eau de mer, pollen, algues...) pour remettre à niveau le capital oligoéléments, vitamines, fibres, etc., ou de compléments alimentaires pour combler les carences éventuelles.

Dans cette cure, le naturopathe revoit toute l'hygiène de vie, il prend en compte tout ce qui peut vous dévitaliser, pour vous aider à retrouver un bon sommeil et un rythme de vie qui vous convienne, avec un programme personnalisé. Par exemple :
· Une alimentation trop riche ou peu nutritive ;
· Des polluants, des toxines au quotidien ;
· Une automédication maladroite ou dangereuse ;
· Le manque d'oxygénation et d'exercice physique ;
· Le stress ;
· Etc.

La revitalisation peut être prescrite avant ou pendant la cure de détoxification. Cette cure va permettre de combler les carences et de redonner de l'énergie pour, le plus souvent, engager une nouvelle étape dans la cure de détoxification.

Un programme 100 % personnalisé

Chez une personne jeune, les cures de désintoxication pourront être intenses et brèves, tandis que chez un sujet âgé, on préférera une cure plus douce et plus longue. La durée et l'intensité des cures dépendent non seulement de la vitalité, mais aussi de l'histoire de la personne, de ses antécédents et des traitements qu'elle prend. Attendez-vous à des réformes parfois douces et simples, parfois plus compliquées et contraignantes. Il vous faudra peut-être réorganiser votre planning, vider vos placards, changer des habitudes auxquelles vous êtes très attaché !

Les dix techniques « naturo »

Il faut bien comprendre le mécanisme des techniques utilisées par les naturopathes, car elles n'ont aucune vertu guérisseuse ! Toutes encouragent la force vitale et l'autoguérison, la subtilité étant de parvenir à utiliser la bonne technique au bon moment, en tenant compte de l'énergie disponible et de la possibilité ou non de stimuler les émonctoires.

L'hygiène alimentaire

On distingue la nutrition, l'art de savoir se nourrir avec les aliments adaptés, et la diététique, où l'on met le corps en restriction alimentaire. Le naturopathe utilise les deux, tout en adaptant pour chacun un programme vraiment personnalisé. Le choix des aliments est essentiel : ils seront de préférence biologiques ou issus d'une agriculture responsable, avec un minimum de produits chimiques néfastes pour la santé. Leur cuisson, mais aussi le moment où ils sont mangés dans la journée et la façon dont ils sont associés les uns aux autres sont des éléments à prendre en compte dans le programme. Le naturopathe choisira avec vous les aliments qui sont les plus faciles à digérer et les plus adaptés à votre constitution. Selon votre état de santé, il pourra recommander un changement radical ou adapter une réforme en douceur.

L'hygiène somato-émonctorielle (ou plus communément, le sport !)

On parle ici de « gym des organes » et d'exercice physique, avec toujours un plan d'action individuel, défini en fonction des capacités et de la disponibilité de chacun. L'exercice permet de dérouiller les articulations, d'activer les liquides du corps et de libérer la respiration. Le muscle est une pompe vascularisante qui fait circuler les liquides organiques physiologiques, le sang passe par tous les filtres d'élimination, permettant d'épurer l'organisme au maximum. Le bon sport doit être transpirant et oxygénant ! L'exercice physique libère les tensions et détend les nœuds, il permet de relâcher le stress physique et mental.

L'hygiène neuropsychique

L'équilibre mental et émotionnel est tout aussi important que l'équilibre du corps physique. Le naturopathe aborde donc aussi la dimension psychologique. D'abord l'écoute globale, que l'on ne trouve pas forcément dans la médecine allopathique où les consultations sont rapides et principalement tournées vers le symptôme. Le naturopathe n'est pas psychologue de métier (certains le sont), mais dispose d'une palette d'outils et d'exercices qu'il peut utiliser. Il pourra donner des conseils pour prendre du recul, se détendre, et si besoin orienter vers un thérapeute formé à la psychologie/psychothérapie, à la relaxation, la sophrologie, ou encore à l'hypnose.

Les plantes (phytothérapie)

Utilisées depuis des millénaires, les plantes détiennent des bienfaits extrêmement vastes, aussi bien au service de la santé naturelle que de la médecine allopathique. Séchées, fraîches, en élixir, en tisanes, en décoctions, en huiles essentielles, toutes les formes sont possibles, en prise interne comme externe. Efficaces pour stimuler l'élimination des toxines, elles revitalisent, nourrissent, relaxent, et elles agissent également sur les émotions, pour une harmonisation en profondeur.

Les techniques d'hydrothérapie

En interne ou en externe, on utilise l'eau en faisant varier température et pression. Elle permet de déplacer les toxines, pour accélérer leur élimination grâce à des bains, des lavements, la sudation, les poches de glace… Ce sont des techniques très importantes pour les naturopathes, car le corps est composé en grande partie d'eau et les réactions sont immédiates !

Les techniques respiratoires

S'appuyant sur l'art du souffle développé par les écoles orientales, avec le yoga, les techniques de méditation ou encore les arts martiaux, les techniques respiratoires permettent :

· Une bonne oxygénation des cellules pour optimiser leur fonctionnement ;
· Une augmentation de l'élasticité du diaphragme pour favoriser la détente ;
· Une action sur la circulation sanguine, le système lymphatique et la digestion.

Réussir à contrôler sa respiration permet d'harmoniser les fonctions du corps. Cela paraît simple, mais lorsque l'on ne pratique ni le sport ni la méditation de façon régulière, on utilise rarement toutes ses capacités respiratoires.

Les techniques manuelles

Les massages et les manipulations permettent le transport des toxines présentes dans le corps vers les filtres et leur élimination. Les massages profonds, pour déloger les toxines, sont souvent proposés par les naturopathes. Lorsque l'exercice physique ne peut pas être pratiqué, c'est un excellent palliatif, permettant de faire circuler le sang et la lymphe. Les naturopathes possèdent des bases théoriques et pratiques pour favoriser l'élimination des toxines et l'harmonisation du corps. Certains proposent en cabinet des massages de type non médical, qui ne sont pas des techniques manipulatoires, elles-mêmes réservées aux médecins, kinésithérapeutes, chiropracteurs et étiopathes.

La réflexologie

La réflexologie est l'une des techniques spécifiques les plus efficaces pour favoriser la circulation des énergies. Celles-ci circulent en suivant des canaux que sont les méridiens pour atteindre les réservoirs et en repartent sous la forme d'énergies matérialisées : l'influx nerveux et les hormones. Elle permet d'ouvrir les émonctoires et de désincruster les tissus. La réflexologie permet aussi un lâcher-prise au niveau mental et une relaxation globale. Elle peut être plantaire, nasale, auriculaire... Et ses formes sont variées. La réflexologie se divise en deux pratiques : l'acupuncture (en France, réservée aux médecins titulaires d'un diplôme universitaire) et l'utilisation des zones réflexes, par des pressions avec la main ou un bâton de bois. Les deux pratiques ont pour objectif de favoriser la distribution des énergies vitales.

Les techniques magnétiques

Pour aider le corps à garder son équilibre, le magnétisme humain, la géobiologie (étude de l'influence des ondes de votre lieu de vie sur votre corps), ou encore l'usage des aimants et des appareils à ondes régulées sont souvent préconisés par les naturopathes. Notre organisme, tant bien que mal, essaie de s'adapter à nos conditions de vie, entre les pollutions, les tensions et une hygiène de vie souvent dénaturée. En prenant en compte cette dimension énergétique, nous apportons de nouvelles réponses qui travaillent en synergie pour rééquilibrer l'organisme.

Les techniques vibratoires

Les couleurs, les bains de soleil, les sons, les élixirs floraux, la méditation... La naturopathie invite à plus de connexions avec la nature. Toute la puissance vitalogène des éléments est utilisée pour ramener le corps vers plus d'équilibre.

Naturopathie ou naturothérapie ?

On peut parler ici de fausse et de vraie naturopathies. La fausse naturopathie utilise des techniques naturelles dans un but purement anti-symptomatique. Cette méthode est en fait empruntée à la médecine allopathique mais recourt à des moyens naturels, ce qui est déjà un progrès, car il n'y a pas de médicaments chimiques qui pourraient avoir des effets secondaires. Mais c'est insuffisant pour véritablement guérir : cette approche expose le malade au risque de voir apparaître d'autres symptômes, car la cause n'est pas traitée. La connaissance des thérapies naturelles ne suffit pas à faire un bon naturopathe. La vraie naturopathie vise à corriger naturellement le fond biologique et psychologique, c'est une médecine holistique qui soigne le mental et le physique en supprimant les causes du déséquilibre.

Au sein de l'université Paris XIII de Bobigny, les professionnels de santé (médecins, infirmiers...) peuvent suivre un diplôme universitaire (DU) de naturothérapie, où ils apprennent à utiliser les traitements naturels dans un objectif de médecine intégrative. Mais les médecins généralistes naturothérapeutes sont peu nombreux en France, près d'une cinquantaine seulement est en activité.

2

Mise en pratique !

Le monde dans lequel nous vivons est en désaccord avec les demandes biologiques de base de notre corps, qui a besoin d'air frais, d'une nourriture saine et d'un quotidien sans pollutions et sans stress. En vivant ainsi « contre nature », on observe des déséquilibres de plus en plus tenaces : des allergies, de la fatigue chronique, des problèmes digestifs, autant de troubles qui gâchent la vie quotidienne mais qui ne nécessitent pas forcément de faire une razzia à la pharmacie. Que peut-on déjà améliorer chaque jour pour prendre soin de soi ?

Sommeil, détente et gestion du stress

Tout d'abord, le sommeil, qui occupe près d'un quart de notre vie ! Sans lui, l'organisme est dans l'incapacité d'assurer toutes ses fonctions de base. Sans un repos de qualité, vous ne pouvez pas réparer votre corps s'il présente une maladie. C'est pourquoi la première chose que vous devez chercher à améliorer, c'est votre sommeil et votre capacité à vous reposer. Les scientifiques l'étudient et le décortiquent pour essayer d'en percer les mystères et, selon l'Institut national du sommeil et de la vigilance, 20 à 30 % de la population française souffrirait de troubles du sommeil, dont 10 % d'insomnies sévères.

À quoi sert le sommeil ?

· Il nous permet de recharger nos batteries, nos réserves d'énergie nerveuse et glandulaire ;

· Il est impliqué dans la digestion, la respiration, la régénération cellulaire ou encore la sécrétion d'hormones ;
· Il permet à notre corps d'effectuer un nettoyage quotidien organique durant la nuit ;
· Il joue un rôle clé dans les mécanismes de mémorisation et d'apprentissage.

Stress et contraintes de notre société actuelle font qu'il est aujourd'hui difficile de bien dormir tous les soirs. Nombreux sont ceux qui souffrent de difficultés d'endormissement, de réveils nocturnes ou très matinaux avec l'impossibilité de se rendormir… Avec, en prime, le sentiment d'un sommeil non réparateur et la fatigue qui les accompagne toute la journée jusqu'à la nuit suivante ! On considère que l'insomnie devient chronique si elle dure depuis un mois minimum, à raison de trois fois par semaine. Les conséquences sont délétères : frilosité, nervosité, irritabilité, difficultés de concentration, déprime, baisse de l'immunité, perturbations métaboliques, besoin de sucre, somnolence, maladies cardio-vasculaires, etc.

Pourquoi dort-on mal ? Les causes de l'insomnie sont nombreuses et rarement uniques ! Nous cumulons souvent plusieurs facteurs, ce qui complique la résolution du problème. Voici les plus courants :
· Notre rythme est déséquilibré : heure de coucher tardive, peu de régularité ;
· Le stress, les contrariétés, les idées qui tournent en boucle, le surmenage !
· Une digestion trop lourde, des repas gras ou sucrés, pris trop tard dans la soirée ;

· Des lumières vives utilisées le soir : téléphones portables, tablettes et ordinateurs ;
· Des douleurs qui nous maintiennent éveillés ;
· La peur de lâcher prise, de sombrer dans le sommeil et de perdre notre vigilance ;
· Des troubles de la ménopause ou dérèglements hormonaux.

L'insomnie peut aussi être un signal d'alarme pour d'autres pathologies, comme la dépression. En générant du stress, elle peut également induire des conséquences semblables à ses causes. Des règles d'hygiène de vie peuvent heureusement nous aider à sortir de ce cercle vicieux.

Comment bien dormir ?

Quelques règles de base

Voici d'abord ce qu'il faut ÉVITER avant d'aller se coucher.

Trop manger
La suralimentation est l'une des causes des problèmes d'endormissement et de réveils nocturnes. Ainsi, une digestion trop lente peut nuire au sommeil, notez que les graisses se digèrent lentement…

Ne pas manger suffisamment
La sous-alimentation influe également sur le sommeil, car la faim peut nous réveiller en pleine nuit ! Une poignée d'amandes, un biscuit sec peu sucré, ou une purée de fruits peuvent vous aider à vous rendormir.

Certaines boissons diurétiques
Certaines soupes (poireaux) ou tisanes (queues de cerise), mais aussi la bière activent le travail des reins, qui fabriqueront alors plus d'urine pour éliminer les toxines du corps. Ce n'est pas une mauvaise chose, mais les dormeurs légers risquent d'avoir besoin de se lever souvent.

Les produits excitants pour le système nerveux
Le thé, le café, l'alcool, le tabac, les boissons sucrées ou contenant de la taurine contrarient le sommeil, nous maintiennent éveillés. Leur consommation quotidienne est surtout à éviter !

Ruminer au lit
Les pensées qui tournent en rond ne nous aident pas à dormir, bien au contraire ! Mieux vaut laisser hors du lit toutes les pensées récurrentes et parasites.

Compenser le week-end
Se coucher trop tard toute la semaine, se lever tôt et compenser le week-end ne fonctionne pas. Si la dette de sommeil s'installe pendant plusieurs jours, une grasse matinée et une sieste ne suffiront pas à venir à bout de la fatigue… Les risques ? Commencer une nouvelle semaine toujours fatigué et souffrir de l'« insomnie du dimanche soir ».

Les anxiolytiques et les somnifères
La France détient la médaille d'or en consommation de benzodiazépines (anxiolytiques, somnifères, myorelaxants…). Dans une étude publiée en septembre 2012 dans le *British Medical Journal,* les anxiolytiques et somnifères représentent 4 % de la consommation totale de

médicaments... soit 131 millions de boîtes vendues en 2012. Or, les solutions chimiques ne sont pas efficaces sur les causes de l'insomnie. Elles perturbent les cycles et les stades du sommeil, les réveils nous laissent « groggy » et fatigués, le corps n'est pas véritablement reposé. Sur la durée, les conséquences de la prise de ces médicaments sont dangereuses pour la santé. Selon une étude menée par l'Inserm (Institut national de la santé et de la recherche médicale) pendant six ans, la consommation de benzodiazépines augmente de 51 % le risque de développer une maladie d'Alzheimer après 65 ans pour les personnes des deux sexes en bonne santé. Ce risque s'élève à 80 % si la consommation de benzodiazépines dépasse les six mois; *« la force de l'association augmente avec la durée de l'exposition »*, selon Sophie Billioti de Gage, chercheuse à l'Inserm.

Quelles sont les solutions?

Pour se jeter dans les bras de Morphée et passer enfin de bonnes nuits, il n'y a pas de secrets, mais des stratégies concrètes de bon sens, simples à mettre en place.

Faire de l'exercice

Au moins 45 minutes, trois fois par semaine! *« Le muscle est le contrepoids du nerf »*, disait Edmond Desbonnet, spécialiste de culture physique au début du XXe siècle. L'objectif n'est pas seulement la fatigue physique, mais plutôt l'équilibre corps-mental. Le sport permet de calmer les ruminations de l'esprit et de bien éliminer les toxines qui peuvent perturber le sommeil.

Adopter des habitudes alimentaires saines

Commencez par supprimer les « faux aliments » (sodas, produits sucrés, etc.) après 18 heures et tous les excitants. Dînez tôt et pas trop gras, au moins deux heures avant le coucher ! Si possible, faites une petite balade digestive après le dîner. Reportez-vous à la section sur l'alimentation pour découvrir le meilleur menu possible pour le repas du soir !

Respecter un rythme strict

Couchez-vous et levez-vous tous les jours à la même heure pendant quelques semaines. Durant cette période, ne vous autorisez pas à compenser le week-end un léger manque de sommeil (sauf si vous êtes malade) ; votre corps retrouvera son propre rythme et vous finirez par dormir au bon moment, c'est-à-dire la nuit ! Allez vous coucher aux premiers signes du sommeil, ne traînez pas parce que vous souhaitez terminer quelque chose, bâillements et paupières lourdes vous signalent le bon moment.

Éviter les écrans le soir

Cessez d'utiliser ordinateurs, tablettes et téléphones portables une heure et demie avant le coucher, baissez aussi graduellement les lumières. Écoutez de la musique, lisez un bon livre et créez-vous des rituels personnels... Une crème qui sent délicieusement bon, une bougie allumée sur votre table de nuit, ou toute autre chose qui vous fait du bien.

Lâcher le mental

Se détendre, ça s'apprend ! Et cela ne vient pas en une séance... Pour ceux qui ont déjà fait une séance de yoga, de sophrologie, de méditation, ou même de thérapie (psychologie) et qui ont abandonné, rappelons-le, c'est un travail au long cours ! Choisissez les techniques qui vous parlent le plus et décidez d'essayer au moins une année entière pour en ressentir les bienfaits lorsque vous en avez le plus besoin.

Créer un environnement propice au sommeil

La chambre à coucher doit être la plus zen possible ! Une décoration sobre, des matières naturelles et pas d'appareils électroniques. S'il y en a, débranchez-les ou passez-les au minimum en mode avion. Aérez la pièce en soirée et évaluez la température de la chambre, qui ne doit pas dépasser les 19-20 degrés.

Stratégies naturopathiques pour la gestion du stress

Inévitable, le stress est un ami lorsqu'il est bien géré : il nous permet de faire face aux situations d'urgence en activant nos réflexes de survie. Il devient un ennemi lorsqu'il s'installe de façon chronique et permanente. Les épreuves de la vie font qu'il est de plus en plus présent, au point de s'ériger en un véritable problème de santé publique. Devant lui, nous ne sommes pas tous égaux, nous avons une génétique, une éducation et des expériences différentes qui nous amènent à le percevoir différemment. Un point commun pourtant : si nous le réprimons, nous créons des sources de conflits intérieurs et des réactions corporelles qui nous mettent en danger – tensions, douleurs, inflammations, maladies auto-immunes, diabète, cancers…

Les stratégies naturopathiques

1. Adopter une bonne alimentation, équilibrée en protéines, glucides, lipides variés et de qualité (voir les recommandations concernant l'alimentation page 78). Miser en plus sur les aliments antistress, riches en :
· Antioxydants, car le stress génère des radicaux libres, molécules qui peuvent endommager les tissus. Il y en a en quantité dans les fruits et les légumes, le thé vert, les aromates, le vin rouge, la viande, le poisson, le germe de blé et les oléagineux... ;
· Magnésium, antistress par excellence et régulateur du rythme cardiaque. Dans les céréales complètes, les fruits secs, les oléagineux, les crustacés et les poissons gras ;
· Vitamine B6, élément essentiel du fonctionnement cérébral et de l'adaptation au stress. On en trouve dans le germe de blé, les céréales germées, le jaune d'œuf, les légumineuses, la viande et les oléagineux... ;
· Oméga-3, réduisant les inflammations induites par le stress. Les huiles de lin et de colza, les noix, la mâche et les poissons gras sont d'excellentes sources !

2. Éviter les agents stressants : alcool, drogues, médicaments... et s'entourer de personnes positives qui nous soutiennent plutôt que le contraire.

3. S'accorder du temps à soi pour être dans la créativité : chanter, danser, s'évader dans un livre, se promener en rêvassant.

4. Travailler sa respiration et pratiquer un exercice physique régulier.

5. Pratiquer la sophrologie, le qi gong, le yoga ou tout autre exercice de relaxation.

6. Utiliser l'aromathérapie, les infusions ou encore les fleurs de Bach, les plantes offrant de nombreuses ressources pour la détente. Elles se révèlent être d'un précieux recours pour calmer l'organisme, le soutenir en période de stress et améliorer le sommeil. On privilégiera dans un premier temps les tisanes et on prendra des compléments alimentaires sur des périodes de cures et non en continu.

Seules ou sous forme de mélanges, les plantes à privilégier peuvent être achetées en vrac, de préférence en herboristerie ou dans les magasins biologiques où vous pourrez trouver des conseils :

· L'aubépine (*Crataegus laevigata*), sédative du système nerveux et cardiaque, se trouve particulièrement indiquée en cas d'hypertension artérielle et de palpitations ;

· La mélisse (*Melissa officinalis*), antispasmodique et calmante, augmente le taux de GABA (acide gamma-aminobutyrique) dans le cerveau, un neurotransmetteur favorisant la relaxation ;

· Les fleurs d'oranger (*Citrus aurantium*), de lavande (*Lavandula angustifolia*) et la racine d'angélique (*Angelica archangelica*) apaisent le système nerveux ;

· La valériane (*Valeriana officinalis*) est qualifiée de véritable « valium végétal », tout comme la passiflore (*Passiflora incarnata*).

Vous avez le choix ! Les principes actifs agissent rapidement, en moyenne au bout d'une demi-heure, profitez de ce temps pour pratiquer des exercices de respiration.

Attention, les plantes ne dispensent pas d'un éventuel recours à la psychothérapie ni à un changement de comportement ou d'habitudes ! Si vous adoptez un réflexe systématique à chaque insomnie ou à chaque angoisse en prenant une plante palliative, vous ne corrigerez pas la cause à l'origine de ces soucis.

Travailler son équilibre psycho-émotionnel à court, moyen et long terme

« N'oublions pas que les petites émotions sont les grands capitaines de nos vies et qu'à celles-là nous obéissons sans le savoir. »

Vincent Van Gogh

En pleine crise de stress :

· Demandez-vous si les contraintes qui vous sont imposées correspondent à des besoins essentiels ;

· Ralentissez vos activités, coupez toutes les sollicitations futiles qui vous épuisent.

Ensuite :

· Apprenez à goûter pleinement les instants de joie, pour ne pas être dans une attente perpétuelle d'un « meilleur moment ». Les bouddhistes enseignent comment aménager son « espace intérieur » grâce à la pleine conscience. De nombreuses études démontrent que cette technique permet de modifier la réactivité de notre cerveau face aux situations stressantes. Ce qui nous permet de trouver de meilleures solutions à nos problèmes et de stresser moins longtemps les prochaines fois !

· Entraînez-vous à cultiver les émotions constructives et la pensée positive, pour envisager l'avenir plus sereinement. L'objectif étant de vous protéger du sentiment d'impuissance, particulièrement stressant.

Pour le naturopathe, psychosomatique et somato-psychique sont indissociables. L'esprit influence le corps autant que le corps influence l'esprit. Agir sur le corps n'est donc pas suffisant pour rester en bonne santé durablement. Nombreuses sont les études qui démontrent l'importance de l'équilibre mental et émotionnel pour la santé physique. Les stress prolongés, les chocs psychologiques, mais aussi les sentiments de colère, de peur, d'impuissance sont autant de sources de dépression et de maladies physiques.

Ce qui ne s'exprime pas s'imprime sur le corps. L'inconscient possède son propre mode de fonctionnement, il n'a aucune obligation envers le conscient. Il réagit de façon autonome et primitive, sans faire de tri, tandis que nos émotions nous fragilisent. S'il est possible de faire un travail sur soi seul, il faut une grande volonté d'introspection et l'utilisation régulière de techniques de gestion des émotions. Il est plus aisé de se faire accompagner de façon temporaire ou sur des périodes plus longues lorsque le besoin s'en fait sentir.

Quelques approches thérapeutiques :

· **La psychanalyse :** le patient est invité à dire tout ce qui lui passe par la tête, à faire des « associations libres ». Le psychanalyste intervient peu pour donner son avis, il écoute le patient dans le but de faciliter la prise de parole, et l'accès à son inconscient. Il posera parfois des questions pour laisser émerger les informations. Le processus dure généralement plusieurs années.

· **Les thérapies comportementales et cognitives (TCC) :** l'objectif est de modifier les comportements qui posent un problème en les remplaçant par de nouveaux modes de fonctionnement. Ce type de travail thérapeutique porte sur les croyances, les opinions, les pensées négatives du patient dans le but de les transformer progressivement de façon plus positive. L'échange est interactif, le processus peut durer plusieurs mois ou plusieurs années.

· **La Gestalt-thérapie :** c'est une thérapie de l'« ici et maintenant ». En plaçant le présent au cœur de la pratique, elle a pour but d'améliorer le contact avec soi-même, avec les autres et avec l'environnement.

· **Les thérapies familiales :** certains troubles psychologiques retentissent sur l'entourage familial. Il est parfois nécessaire de prendre en charge le couple ou toute la famille pour dénouer des conflits et retrouver une harmonie.

· **L'art-thérapie :** c'est une thérapie utilisant pour médiateur un art, dessin, peinture, collage, grimage, maquillage, danse, sculpture… La production d'une « œuvre » est spécifique de l'art-thérapie et les conseils techniques se limitent à faciliter la traduction de la pensée de la personne. L'objectif est de permettre l'expression du psychisme, de développer un langage symbolique pur, non verbal, qui autorise l'accès aux émotions, aux sentiments, plus ou moins connus de la personne elle-même.

· **La sophrologie :** c'est une technique de relaxation s'apparentant à l'hypnose, en ce sens qu'elle amène le sujet dans un état de conscience qu'on pourrait qualifier de « désencombré ». Elle développe la conscience de façon à harmoniser le corps et l'esprit, en chassant les peurs, le stress et les tensions.

· **La méditation de pleine conscience :** c'est une forme de méditation issue du bouddhisme. Elle consiste à focaliser pleinement son attention sur le moment présent et à analyser les sensations ressenties, en se servant notamment de l'observation de la respiration pour accéder à l'état de « pleine conscience ».

· **Les techniques de libération émotionnelles (EMDR, EFT) :** approches brèves qui utilisent la stimulation sensorielle des deux côtés du corps, soit par le mouvement des yeux, soit par des stimuli auditifs ou cutanés, pour induire une reprogrammation et se libérer des événements du passé.

· **L'hypnose ericksonienne :** c'est un état de profonde relaxation, pendant lequel le patient peut s'exprimer librement. Le thérapeute utilise un langage symbolique pour guider l'inconscient du sujet et l'amener à trouver lui-même les solutions à ses problèmes.

Il existe bien d'autres approches ! Les thérapies longues permettent d'apprendre à se connaître en profondeur et de « rencontrer » son histoire, tandis que les thérapies brèves sont plus pratiques, pour nous aider à acquérir des outils pour gérer nos émotions au quotidien. Les deux approches sont complémentaires, soyez curieux et cultivez la bienveillance vis-à-vis de vos progrès !

L'alimentation

Dans les grandes lignes, l'hygiène alimentaire naturopathique est une alimentation biologique humaine, facilement assimilable pour notre métabolisme. À une époque où tous les discours sont tenus, les plus logiques comme les plus farfelus, nous ne savons plus quoi mettre dans nos assiettes sans risquer notre santé et conserver les plaisirs de la table… La vérité, c'est que bien des théories alimentaires peuvent être dangereuses et que l'obsession de la nourriture mène à une perte de repères.

La naturopathie propose une alimentation de bon sens, adaptée aux besoins de notre organisme, tout en respectant les besoins individuels et les capacités digestives de chacun. Au programme : de la frugalité, des aliments vivants et colorés et beaucoup d'investissement personnel pour découvrir ce qui vous convient à vous !

Pour toute l'année : les grandes règles de l'alimentation

Si nous sommes tous différents (nous n'avons ni les mêmes besoins, ni les mêmes réactions face à l'alimentation), il y a cependant quelques règles de base à respecter et des maladresses à éviter en priorité. Et, pour améliorer ses habitudes alimentaires, mieux vaut corriger une mauvaise habitude (boire des sodas à chaque repas) que d'essayer d'en adopter une nouvelle (manger 1 kg de brocolis par semaine) !

Les habitudes à privilégier

1. Mangez lorsque vous avez faim ! Sachez vous (re)connecter avec la sensation de faim, si précieuse. C'est seulement lorsque la faim physiologique est là que nous pouvons bien vivre nos repas, disposant de toutes les enzymes nécessaires à la digestion. Très souvent aujourd'hui la sensation de faim est due à une excitation sensorielle (l'odeur ou la vue d'un plat, des bruits dans la cuisine…), mais ne coïncide pas avec nos besoins nutritifs. Pour retrouver l'instinct de faim, faites l'effort, durant quelques jours, d'observer les réflexes conditionnés par vos habitudes. Oubliez ce que vous pensez savoir sur les repas, « on dit que » le petit déjeuner est le plus important de la journée, qu'il faut faire trois repas par jour et manger léger le soir… Certains n'ont besoin que de deux repas par jour, alors que, pour d'autres, trois ou quatre petits repas seront préférables. Ceux qui mangent bien le soir, un repas en quantité suffisante et acceptable pour leur organisme, n'auront pas forcément faim le matin… Ceux qui mangent peu le midi auront besoin d'un vrai dîner. Écoutez-vous !

2. Bien manger, c'est aussi apprendre à ne pas se soumettre à ses pulsions alimentaires. Manger trop, manger gras ou

sucré, ne pas respecter les temps de digestion épuisent nos réserves d'énergie.

3. Apprendre à se nourrir avec simplicité suppose de connaître ses capacités et de les respecter. Tout aliment est toxique au-delà d'une certaine quantité, car il provoquera une réaction inflammatoire.

4. Soyez attentif à vos sensations digestives et prenez note des aliments qui vous semblent plus simples à digérer, et de ceux qui vous conviennent moins. Avez-vous des reflux gastriques après avoir mangé des poivrons ? Des difficultés à digérer tel fromage ?

5. Prenez le temps de mâcher suffisamment. En famille, prenez le temps d'un vrai moment à table pour discuter et échanger. Seul, sachez déconnecter et véritablement profiter de votre repas, en étant tout à ce que vous faites.

6. Privilégiez une alimentation végétale, faite de fruits, de légumes, de céréales, de graines et de légumineuses (80 %), accompagnée de produits et sous-produits animaux (20 %), œufs, laitages, viandes et poissons.

7. Le midi, mélangez 25 % de protéines et 75 % d'amidons avec des légumes (ou le contraire). Inversez le soir. Le mélange sera plus facile à assimiler qu'à 50-50 %.

8. Privilégiez la consommation d'huiles riches en acides gras mono- et polyinsaturés (oméga-3, 6 et 9). Vous les trouvez dans les huiles vierges, obtenues par première pression à froid. Favorisez l'huile d'olive (riche en oméga-9), les huiles de colza ou de noix (bon rapport oméga-6/

oméga-9). Évitez au maximum : la consommation des huiles de tournesol et de soja, les viandes grasses, difficiles à digérer, les laitages et les fromages d'origine industrielle qui favorisent le stockage des graisses et les margarines, riches en oméga-6, en acides gras saturés, en acides gras hydrogénés (acides gras trans).

9. Variez les sources de protéines :
· Consommez chaque jour des protéines végétales ou des œufs ou des viandes blanches ou du poisson en quantités raisonnables, tout en restant vigilant sur la qualité des produits ;
· Mangez de temps en temps des poissons gras : sardine, maquereau, rouget, saumon, thon. Attention cependant à leur provenance ! Privilégiez les petits poissons qui sont souvent moins pollués et ceux qui viennent d'une filière sûre (biologique ou assimilée) ;
· Associez les céréales et les légumineuses pour éviter les carences. En effet, les céréales et les légumineuses n'apportent pas tous les acides aminés essentiels. Les céréales sont déficientes en lysine, les légumineuses en méthionine. Pour éviter les carences, il convient de les combiner ensemble dans un même repas (riz + haricots rouges ; quinoa + pois chiches, par exemple) ;
· Consommez des oléagineux et des graines germées.

10. Consommez les fruits en dehors des repas, le sucre qu'ils contiennent risquant de troubler la digestion du reste du repas.

11. Évitez les desserts, préférez craquer pour une touche sucrée entre 16 heures et 18 heures.

12. Choisissez les sucres et céréales non raffinés, que vous consommerez en petites quantités: sucre brun, sirop d'agave, miel, pains et céréales complètes et demi-complètes.

13. Adoptez la bonne cuisson. Plus la température de cuisson des aliments est élevée, plus la destruction des nutriments est importante:
· À partir de 45 °C, les enzymes perdent leur efficacité;
· À 60 °C, les vitamines se détruisent;
· À 80 °C, les minéraux ont disparu;
· Au-delà de 100 °C, les aliments ont perdu leur vitalité.

Au contact de la chaleur, les protéines, les lipides et les glucides se transforment et adoptent des formes difficiles à gérer pour le corps.

Les bons gras aussi brûlent en cuisine! L'huile d'olive de première pression à froid supporte les hautes températures (poêle et wok), mais pas les fritures, tandis que l'huile de coco tient bien les hautes températures et les fritures. Le beurre cru peut se faire fondre sur des légumes cuits vapeur dans l'assiette, mais seul un beurre clarifié (ghee) peut supporter sans brûler les hautes températures.

14. Ajoutez des épices et des aromates à vos plats! Car manger sain, c'est aussi manger coloré, épicé et aromatisé. Pimentez vos plats et profitez de tous les avantages gourmands des herbes et épices:
· Le basilic: anti-inflammatoire, antioxydant, excellente source de vitamine K, de calcium, de magnésium, de vitamine C et de manganèse.

· La cannelle : antioxydante, aide à la stabilisation du taux de sucre, anti-inflammatoire, antibactérienne, antifongiquc.
· Le clou de girofle : antiseptique, germicide.
· Le cumin : antioxydant, particulièrement bon pour la digestion.
· Le romarin : anti-inflammatoire, améliore la concentration, décongestionne, renforce le système immunitaire.
· L'ail : antibactérien, antifongique, antiviral, anticholestérol, anticancer.
· Le curcuma : anti-inflammatoire puissant, antioxydant, anticancer.
· Le gingembre : antioxydant, efficace sur la nausée et les vomissements, antiviral et anti-inflammatoire, apaisant pour la gorge.
· L'origan : antibactérien, antifongique, antiviral, soulage l'inflammation, les allergies, les maux de tête et les douleurs.
· Le thym : anti-inflammatoire, décongestionnant, soulage les gastrites, les indigestions et les coliques.
· …

15. Laissez-vous séduire par les superaliments, ils sont riches en nutriments et faciles à adopter au quotidien. Leurs teneurs en vitamines, protéines, antioxydants et autres principes actifs traditionnels sont idéales pour combler les carences lorsqu'ils sont utilisés au bon moment.

· Les produits de la ruche :
  - Le pollen frais : riche en protéines et en glucides, en vitamines A, B, C, D, E, oligoéléments et phytohormones,

il a un effet sur la flore intestinale et le dynamisme (à éviter en cas de cancers hormono-dépendants).
- La propolis : antibiotique naturel, antiseptique, cicatrisante, régénératrice, elle est utile en cas d'infections (troubles ORL, gastroentérites...).
- La gelée royale : riche en vitamines A et B et en minéraux, ainsi qu'en enzymes, elle améliore la vitalité et l'état général.

· Les différents miels :
- D'agrume (sédatif) ;
- De lavande, de thym (cicatrisants) ;
- De bruyère (antirhumatismal, diurétique) ;
- D'acacia (anti-inflammatoire) ;

· Les algues :
- La chlorelle : algue douce très riche en chlorophylle, détoxifiante et purifiante. Dans le cadre d'une détoxification, elle draine et désintoxique en éliminant par la voie rénale, l'exercice physique et la transpiration ;
- La spiruline : micro-algue extrêmement riche en chlorophylle et en nutriments (protéines, calcium, phosphore, potassium, caroténoïdes, vitamines E, B), elle est recommandée en cas de fatigue et de carences.

Restez à l'écoute des réactions de votre corps, certains organismes rencontrent des troubles digestifs inconfortables au contact des algues. Que vous les ajoutiez sous forme de poudre dans un jus ou que vous privilégiez les compléments alimentaires, commencez par une petite dose que vous augmenterez progressivement.

· Les superfruits : baies de goji, açaï, mulberries, camu-camu, cranberries, argousier, aronia, acérola… les superfruits sont partout dans les magasins bio, en jus, ou séchés dans les mélanges pour accompagner les fruits secs et les oléagineux. Baies riches en vitamine C et en antioxydants, elles regorgent de bienfaits qui permettent de combler certaines carences. Prenez l'habitude d'en ajouter à votre petit déjeuner, ou de les consommer en collation dans la matinée, elles sont d'excellents compléments nutritionnels à une alimentation composée de fruits et légumes « courants ».

· Les graines germées : riches en vitamines et en enzymes, ces graines de légumineuses, de céréales, de légumes ou d'oléagineux sont rendues plus digestes grâce au processus de germination. Pensez à les rincer avant toute utilisation. Si vous débutez, sachez que certaines sont plus douces que d'autres, commencez par exemple par les graines d'alfalfa.

· Le jus d'herbe : réalisé à partir de jeunes pousses de blé ou d'orge, il se trouve sous forme déshydratée, à diluer dans un verre d'eau, de préférence le matin. Grand purificateur grâce à sa concentration de chlorophylle, il alcalinise le terrain.

· Découvrez aussi les bienfaits du cacao cru, de la caroube, de la griffe du chat, du guarana, de la klamath, du nopal, de la maca, de l'urucum !

Les habitudes à éviter

Les aliments pauvres en nutriments
Évitez les aliments qui n'apportent pas vraiment de valeur nutritionnelle, c'est-à-dire que vous ne consommez pas pour nourrir vos cellules. Ils vont favoriser les inflammations, acidifier l'organisme et augmenter le stockage des graisses !

Les mauvais sucres, le mauvais gras
Tous les sucres blancs, les farines blanches, les sodas et les produits industrialisés auxquels on a ajouté des ingrédients sucrés cachés.

Les mélanges compliqués
Un apéritif avec chips suivi d'une entrée, d'un plat un peu lourd, de fromage et d'un dessert sucré, c'est compliqué ! Retenez que le système digestif aime la simplicité.

Les aliments se battent dans le tube digestif. Aujourd'hui, on mélange les protéines, les amidons, et on rajoute du gras et du sucré en fin de repas. On arrose le tout d'un peu d'alcool et d'un café. Une belle tambouille qui fabrique des fermentations et des lourdeurs. Nous passons alors des heures à digérer, et si le corps n'y arrive pas, hop ! il vidange tout et provoque une diarrhée. Nous épuisons notre organisme sans même nous en rendre compte.

Il est important de comprendre cette répartition des aliments dans la digestion :

· **Les protéines** (viande, poisson, œufs, oléagineux…) se digèrent dans l'estomac dans un milieu acide ;

· **Les glucides** (amidons : céréales, pain, pâtes, riz, pommes de terre, etc.) commencent déjà à être digérés dans la bouche, d'où l'importance de bien mastiquer et de bien saliver. Le reste du travail se fait au début de l'intestin grêle, après le passage dans l'estomac ;

· **Les graisses** sont aussi dégradées dans l'intestin.

Ces groupes d'aliments sont digérés en différents lieux et nécessitent plus ou moins de temps. Lorsqu'ils sont mélangés, le corps travaille à séparer les molécules avant de les digérer. Pendant ce temps, des ballonnements, des lourdeurs, des gaz, et on développe des irritations. Les risques étant une inflammation chronique et l'installation d'intolérances alimentaires.

Afin de réduire les temps de digestion, il faut séparer au maximum, lors des repas, les protéines et les amidons. Ce qui signifie, par exemple : déjeuner de protéines (viande maigre, poissons, œufs, légumineuses…) avec des légumes et dîner d'amidons (pâtes, riz, pain…) avec des légumes. Si ce régime alimentaire n'est pas conseillé sur une longue période, car il peut entraîner des carences d'assimilation, il est intéressant de garder certaines composantes en tête lorsque l'on prépare ses repas pour faciliter sa digestion (80 % de protéines et 20 % d'amidons, ou le contraire, sera préférable à 50-50).

Le grignotage

Le non-stop alimentaire ne permet pas à l'estomac de se vider complètement. À long terme, les enzymes s'épuisent et le système digestif s'affaiblit, vous digérez moins bien et vous risquez l'inflammation.

Les laitages

Les produits laitiers de vache sont à éviter, et à proscrire si vous souffrez de pathologies inflammatoires. Pour plusieurs raisons, dont voici les principales :

· Pour sa conservation, le lait est homogénéisé, chauffé à haute température ou encore pasteurisé : il est rendu moins digeste et perd aussi ses bienfaits !

· Les bébés ont une enzyme qui leur permet de digérer le lait, la lactase, qui décroît progressivement après l'âge de 2 ans… parce que nous n'en avons plus autant besoin ;

· Les protéines du lait sont allergisantes, si elles sont mal digérées, elles traversent la muqueuse intestinale et entraînent une réponse immunitaire ;

· Les vaches, afin de fournir du lait toute l'année, sont soumises à des traitements hormonaux lourds. Elles donnent ensuite du lait riche en facteurs de croissance, affectant nos propres systèmes glandulaire et hormonal. Elles sont également soumises à des traitements antibiotiques pour résister aux infections et continuer à donner toujours plus de lait, autant de molécules toxiques qui finissent dans les bouteilles de lait et les produits à base de lait.

Une consommation excessive de lait, mais aussi de yaourts, de fromages, de beurre, est dangereuse. Les produits laitiers favorisent l'apparition d'affections cutanées, de mucosités, de réactions immunitaires, d'obésité, de diabète, de pathologies rhumatismales, de pathologies infectieuses chroniques et bien d'autres.

Où trouver du calcium biodisponible pour le corps ?
· Dans les légumes (choux, persil, brocoli, haricots…) ;
· Dans les algues ;
· Dans les oléagineux, particulièrement le sésame ;
· Dans les fruits séchés ;
· Dans les légumineuses ;
· Dans les céréales (teneur démultipliée si elles sont germées) ;
· Dans les crustacés et les mollusques.

Quelques facteurs favorisent l'assimilation du calcium : l'acidité intestinale, la consommation de protéines, la présence en quantité suffisante de vitamine D, de vitamine C et de phosphore.

Si vous êtes adepte du lait mais que vous avez des problèmes de santé, arrêtez quelques semaines et voyez comment vous vous sentez ! Si vous souhaitez reprendre ensuite de temps en temps, choisissez impérativement un produit laitier biologique, plutôt cru, et consommez-en une petite quantité.

Les différents laits animaux n'ont pas tous la même capacité à être digérés par l'être humain. Le lait de chèvre est plus digeste, ensuite le lait de brebis, et enfin le lait de vache. Notons que le lait de jument est le plus proche dans sa composition du lait de la femme, ce qui le rend hautement assimilable par l'être humain. Sa production reste toutefois assez confidentielle (et chère) ; il est disponible sous forme de lait frais, mais rarement sous forme de fromages.

Le sel

La consommation excessive de sel est une mauvaise habitude, responsable de plusieurs dizaines de milliers d'accidents cardio-vasculaires chaque année. Il s'attaque aux tissus internes, en leur faisant perdre leur élasticité naturelle. Il provoque également de la rétention d'eau et un dessèchement des tissus qui peut accélérer le vieillissement de la peau (au même titre que le soleil ou la cigarette). Évitez les plats préparés qui en sont saturés, salez moins et adoptez les algues en paillettes, le tamari, le sel aux légumes, et le gomasio (délicieux sel au sésame) !

Le soja

De nombreuses études dénoncent depuis quelques années l'implication du soja dans certaines maladies auto-immunes et inflammatoires. Et, son action œstrogénique se substituant possiblement aux hormones naturelles, il n'est pas recommandé d'en consommer souvent.

Les additifs alimentaires

Dans une journée normale comprenant un petit déjeuner, un déjeuner, un goûter et un dîner, nous pouvons facilement retrouver plus de 100 additifs alimentaires dans nos assiettes ! Et, à moins de s'y connaître, il est difficile de faire la différence entre les lettres et les mots en petits caractères sur les listes d'ingrédients. Arômes, exhausteurs de goût, conservateurs, gélifiants, épaississants, émulsifiants… ils sont partout dans les produits préparés, pour les rendre plus attirants, plus savoureux mais aussi plus addictifs.

Il existe plus de 300 ajouts utilisés dans l'Union européenne, on les reconnaît sur les étiquettes par leurs noms ou leurs codes « E » suivis de chiffres selon leurs rôles. Certains additifs apportent des bénéfices, comme celui de la conservation ou de la protection des aliments face aux bactéries pathogènes responsables des infections alimentaires, tandis que d'autres n'apportent des modifications que purement esthétiques, comme les colorants. La majorité des additifs alimentaires se révèlent inoffensifs lors de leurs évaluations toxicologiques, études après lesquelles chacun se voit attribuer une dose maximale en milligrammes par kilo de poids corporel et par jour, dose journalière admissible (DJA en mg/kg/jour). L'inquiétude concerne les interactions entre les produits chimiques consommés dans une même journée et le réalisme de la dose maximale, qui ne tient pas compte de la capacité de chacun à un niveau strictement personnel. L'utilisation de ces produits de synthèse est encore relativement récente et leurs risques sont probablement loin d'avoir été tous révélés. Dans le doute, la meilleure solution est encore de manger des aliments frais et bruts !

Le mauvais gluten

La consommation de gluten augmente la perméabilité intestinale chez tout le monde, et pas seulement chez les patients atteints d'une condition particulière ! Son allergie est rare, mais son intolérance est de plus en plus répandue. Le gluten est un groupe de protéines qui donnent de l'élasticité aux pains et aux pâtes, leur conférant cette texture si agréable. Ces protéines sont les plus répandues dans le blé, mais on les retrouve dans plusieurs céréales. Il y a du gluten dans le blé, le seigle, l'orge, le triticale (hybride du seigle et du blé) et l'avoine (pour ce dernier, sauf s'il est certifié sans gluten). Évitez aussi tout ingrédient qui contient le mot « blé » : protéines de blé, amidons de blé, germe de blé, etc. L'herbe de blé, quant à elle, est bien sans gluten.

Il n'y a pas de gluten dans le riz, le maïs, les pommes de terre, le tapioca, l'arrow-root, les pois chiches, le sarrasin, le quinoa, l'amarante, le millet, le sorgho, le teff et l'avoine (quand il porte la mention « garanti sans gluten »).

Le gluten, c'était mieux avant ?

La main de l'homme est intervenue pour croiser les espèces, notamment de blés. Nos céréales ont connu des modifications très importantes au cours des dernières décennies, notre corps ne les digère plus aussi simplement. Autrefois, on consommait davantage de légumes et fruits frais, de viandes maigres, de fruits de mer et moins de céréales. Un équilibre qui convenait bien mieux au corps humain, qui n'est pas fait pour digérer le blé comme celui des vaches (qui ont plusieurs estomacs). Les produits étaient moins transformés, aujourd'hui les produits industriels sont « améliorés » en laboratoire. On est capable de fabriquer du gluten pour l'ajouter dans des plats préparés et leur donner une texture agréable.

Même si l'on ne souffre pas d'une allergie particulière, il convient de consommer le pain, les pâtes, les semoules, le boulgour et toutes les préparations à base de blé avec modération, en privilégiant les produits artisanaux travaillés avec des farines de blés anciens, et avec du levain pour le pain (bactéries lactiques qui favorisent la digestion).

Et évitez les produits industriels sans gluten ! À la place de la farine de blé, les fabricants emploient le plus souvent de la farine de riz, associée à de la fécule et des amidons. À ce mélange manquant d'élasticité, ils incorporent des additifs de type épaississants et émulsifiants. Le résultat donne un produit sans valeur nutritionnelle intéressante, risquant de comporter trop de toxiques, de sucres et de graisses. Surveillez les étiquettes et préférez cuisiner pour vivre vos expériences sans gluten !

Doit-on condamner sans appel tous les petits plaisirs ?

Café, thé, maté, alcools, cacao… sont autant de stimulants qui, lorsqu'ils sont pris en excès, favorisent les perturbations dans le corps. Mais le corps possède des facultés d'adaptation exceptionnelles face à ces petites habitudes acquises et certains organismes peuvent s'en accommoder très longtemps sans pour autant être fragilisés.

Vous ne souffrez d'aucune affection particulière

Si le stimulant est utilisé depuis peu de temps, essayez de ne pas en faire une habitude. Si vous y êtes attaché, choisissez toujours des produits de bonne qualité, que vous prendrez en petite quantité : un très bon café par jour, réalisé dans les règles de l'art, plutôt que cinq cafés dans la journée, saturés de produits toxiques et conditionnés dans des capsules en plastique.

Vous avez un problème de santé, chronique ou dégénératif

Il faut comprendre que l'utilisation de produits stimulants implique forcément l'existence d'un produit toxique pour l'organisme. Si le produit était atoxique, il ne déclencherait pas de processus de défense, comme l'accélération de la circulation et la surexcitation nerveuse, permettant d'accéder à la légère euphorie recherchée par sa consommation.

Dans le cas d'un stimulant occasionnel, essayez de le supprimer totalement pour ne pas stresser le corps déjà en situation d'affaiblissement. Dans le cas d'un stimulant auquel vous êtes déjà attaché, vous risquez de rencontrer des difficultés à changer votre métabolisme marqué par des années de prises de stimulants. Faites-vous accompagner, ne supprimez pas drastiquement tous les stimulants sans les remplacer par des éléments qui vous font autant plaisir ! L'objectif n'est pas de déprimer votre organisme à cause du manque, mais de supprimer les blocages pouvant empêcher la guérison.

Je suis malade (grippe, rhume, angine...), dois-je manger ?

Si vous avez une maladie aiguë et que vous n'avez pas faim, c'est naturel ! Votre corps utilise toute son énergie en vue de son autoguérison. Si vous mangez, il devra diviser son énergie entre la digestion (prioritaire) et la guérison, qui se trouvera alors repoussée. Si vous avez faim, privilégiez les fruits et les légumes, faciles à digérer.

Le choix d'une alimentation biologique

Privilégiez les produits issus de la culture biologique, plutôt locaux et de saison. L'offre est de plus en plus disponible, et pour cause, la demande pour les produits plus naturels est de plus en plus forte ! Près de neuf Français sur dix (89 %) ont consommé bio en 2016 et près de sept sur dix (69 %) consomment même des produits bio au moins une fois par mois. En 2015, on était juste en dessous de la barre des 50 % de consommateurs réguliers (une fois par mois) !

Sachez que le label AB (agriculture biologique) inclut les produits d'agriculture et d'élevage. Des cahiers des charges très précis doivent être respectés, la mention n'est accordée qu'après des contrôles très stricts, effectués régulièrement par un organisme agréé. Les principales exigences sont l'interdiction des désherbants, pesticides, insecticides – remplacés par des moyens naturels comme les insectes prédateurs –, l'interdiction des produits chimiques de synthèse – remplacés par des engrais verts ou du fumier de ferme –, la rotation des cultures avec changement de la plante cultivée tous les deux ans. Pour l'élevage, on trouve aussi l'interdiction de la claustration des animaux, une nourriture majoritairement biologique et une limitation stricte des antibiotiques.

Les aliments biologiques ne sont pas parfaits et la pollution ne s'arrête pas à la clôture du champ voisin… polluants et pesticides sont volatils et sont emportés par les vents. Cependant, la production biologique conserve plusieurs avantages majeurs : elle fournit des aliments corrects pour la santé – car ils sont plus riches en vitamines et en minéraux –, souvent savoureux et dépourvus d'OGM, et elle respecte l'environnement, seule façon de préserver les sols pour les futures générations !

Quelques idées reçues sur le bio

Si c'est bio, c'est bon pour moi
Faux ! Tout ce qui est bio n'est pas bon pour la santé et manger bio ne signifie pas nécessairement manger sain. Il n'est pas rare de reproduire les mêmes erreurs alimentaires qu'avec de la nourriture non bio. Une pizza, par exemple, contiendra une grande quantité de gras, qu'elle soit bio ou pas. De même, l'alcool et ses effets néfastes ne disparaissent pas parce que l'étiquette porte le label bio !

Si c'est bio, c'est forcément plus cher
Vrai et faux. Si les viandes et poissons sont généralement plus chers, les fruits et les légumes s'en sortent bien. Lorsque l'on décide de prendre soin de soi, c'est toute une réforme alimentaire que l'on met en place. Aussi, il n'est pas rare que l'on dépense plus au début, car on veut découvrir de nouvelles saveurs et on cherche souvent à retrouver ses habitudes avec les mêmes plats en bio. Un ajustement se fait ensuite et le porte-monnaie retrouve son équilibre. N'hésitez pas à demander des conseils à votre naturopathe, à consulter des livres de recettes et des sites Internet spécialisés.

Comme les prix ne cessent de baisser grâce à la production croissante et à la demande des consommateurs, la question du prix des aliments biologiques ne sera bientôt plus posée. De toute façon, manger bio ne coûte pas forcément plus cher lorsque l'on mange… différemment. Quand on se met vraiment à réviser son mode alimentaire, alors on s'aperçoit que les produits de base ne sont pas plus chers que leurs équivalents conventionnels. Si l'on décide de passer au bio tout en continuant à consommer des plats préparés, beaucoup de viandes, des gâteaux et des sodas, la note sera salée ! Au contraire, si l'on décide de modifier son mode alimentaire en intégrant plus de légumes et de protéines végétales, avec moins de grignotages, on fait même des économies.

Le bio, ça ne fait pas grossir

Faux. Ce serait bien, n'est-ce pas ? Il n'y a pas moins de tentations dans les boutiques bio, qui proposent leur lot de gâteaux, biscuits et autres gourmandises. Prenons deux paquets de biscuits : bio et non bio ; si vous choisissez le bio, la farine n'aura pas été blanchie avec des produits chimiques, le sucre sera sûrement présent en moins grande quantité et il sera plutôt brun que blanc. Le bio étant donc plus digeste, et offrant plus de nutriments, vous en mangerez peut-être moins ?

Le saviez-vous ?

Le label bio coûte cher aux producteurs qui souhaitent obtenir la fameuse mention AB[2] : ils doivent s'assurer de remplir un certain nombre de normes et solliciter des organismes payants. Ces démarches visent principalement à leur permettre d'intégrer des circuits de diffusion pour leurs produits. Vous pouvez également faire le choix de

2. Il existe de nombreux labels, apprenez à les reconnaître : http://www.bioalaune.com/fr/actualite-bio/34029/grand-guide-des-labels-bio-en-france

vous renseigner localement auprès de producteurs près de chez vous : vous découvrirez qu'il y a plus de produits non labellisés bio mais qu'ils sont cultivés sans produits chimiques et dans le respect de la terre.

Faire le choix du bio, c'est une philosophie de vie, pour soi-même, ses proches et pour la planète. C'est faire le choix de consommer mieux, tout simplement !

Pour les cures : restrictions alimentaires et « bulles détox »

« Pas plus qu'il ne suffit de mettre des meubles propres dans une maison sale pour qu'elle soit habitable mais qu'il faut aussi la nettoyer, il ne suffit pas de donner à notre corps les aliments que la nature a prévus pour son système digestif, il faut également nettoyer ses humeurs. »

Dr Vicini

Souvent, on entend de la bouche de nos proches qu'il faut manger lorsque l'on est malade, « pour ne pas perdre de force », mais la médecine naturelle préférera mettre le corps au repos digestif pour lui laisser le temps de se réparer. Réduire l'alimentation est un facteur primordial, dès lors que l'on comprend qu'une mauvaise alimentation entraîne systématiquement des dysfonctionnements. La diététique de la restriction alimentaire consiste à réduire l'alimentation en dessous du seuil des besoins nutritifs quotidiens afin de mettre l'organisme en carence. Il est alors obligé de « vivre sur lui-même » en puisant dans ses réserves.

Qu'est-ce que l'autolyse ?

Méthode naturelle pour nettoyer le corps de ses toxines, l'autolyse est la capacité d'un organisme vivant à vivre sur ses propres réserves pour procéder au nettoyage, à la réparation et à la réharmonisation de ses fonctions physiologiques. Elle intervient si l'énergie vitale est suffisante, on prendra soin d'adapter les cures en fonction de son état de santé. En premier lieu, le corps puise dans ses réserves de sucre, en transformant le glycogène du foie en glucose, puis en déstockant les graisses, il transforme alors les triglycérides en glucose. Il puise dans les tissus adipeux de réserve, il s'autonourrit pour continuer à satisfaire les besoins du physiologique.

L'organisme puise ensuite dans les déchets et se débarrasse des éléments qui ne sont pas utilisables, en les dirigeant vers les émonctoires pour qu'ils soient éliminés (voir la première partie). Ce nettoyage par autolyse peut générer des « crises d'élimination » résultant de la mise en mouvement des déchets. Il emporte les déchets circulants (du sang : acide urique, cholestérol, urée), les déchets stagnants (des cellules : acide lactique), mais aussi les déchets accumulés emprisonnés dans les tissus (kystes, fibromes, cellulite…). Ces effets interviennent plus ou moins rapidement selon que l'on mange ou non pendant la restriction.

Les avantages de la restriction sont les suivants :
· Recharge des glandes digestives ;

- Récupération du potentiel enzymatique ;
- Meilleure assimilation des aliments ;
- Évacuation des toxines et diminution de la production de déchets ;
- Repos du corps qui dispose de plus d'énergie pour éliminer et pour se réparer ;
- Clarté mentale ;
- Repos général.

Un programme à la carte

Vous pouvez suivre une cure de plusieurs jours, de plusieurs semaines d'affilée ou bien adopter un rythme hebdomadaire pour suivre une restriction un ou deux jours par semaine. C'est vous qui choisissez de mettre en place ces restrictions seul à la maison, ou de vous faire accompagner dans un centre dédié à ces « cures détox ».

Nous verrons ici l'avantage des monodiètes, des cures de jus et des jeûnes. Il existe d'autres types de cures que nous n'explorerons pas ici.

Tout le monde peut suivre un programme de restriction alimentaire, seulement l'intensité et la durée devront être adaptées aux conditions de santé. Demandez conseil à votre praticien de santé.

Les femmes enceintes doivent éviter d'entrer dans une phase profonde de nettoyage du corps, risquant de mettre en circulation des toxines pouvant affecter le fœtus. Elles peuvent en revanche reposer de temps en temps leur système digestif et consommer des jus de légumes accompagnés de repas légers.

Monodiètes, cures de jus et jeûnes

La monodiète

Le principe de la monodiète est de ne consommer qu'un seul aliment pendant un minimum de 24 heures. Elle sera plus ou moins détoxifiante selon la nature de l'aliment choisi et sa durée, allant de 24 heures à plusieurs semaines. La durée varie en fonction de la vitalité disponible et de l'objectif recherché, n'hésitez pas à en parler avec votre naturopathe.

Si vous souffrez de certains troubles :
· Mucosiques (acné, rhume, bronchite…), votre corps contient des déchets colloïdaux, préférez les légumes cuits ou crus, riches en cellulose ;
· Cristalloïdaux (eczéma sec, rhumatismes…), choisissez des légumes cuits ou crus ou bien des aliments glucidiques comme le riz ou les pommes de terre.

En pratique :
· La quantité n'est pas limitée, vous pouvez manger autant que vous le souhaitez dans une limite raisonnable. Souvent, on mange beaucoup au début, mais on réduit ensuite.
· Les fruits sont la plupart du temps plébiscités pour plusieurs raisons :
  - Le sucre qu'ils contiennent est directement assimilable ;
  - Ils sont riches en enzymes, oligoéléments et vitamines ;

- Leurs fibres douces permettent de nettoyer et de stimuler le tube digestif;
- Ils sont très pratiques, ils se consomment frais, secs ou encore cuits. Il sera préférable de ne pas mélanger en même temps un fruit sec et un fruit cru, car la digestion du fruit sec sera précipitée par celle du fruit frais;
- Ils apportent de l'eau à organisme;
- Ils génèrent peu de déchets et ils contiennent des acides qui agissent dans la détoxination du corps.

Vous pouvez mélanger les fruits ou les légumes, par exemple les pommes et les poires ou plusieurs légumes choisis. Misez sur la simplicité, n'ajoutez pas d'huile, ni de sel ni de sucre, mais plutôt une pincée d'épices légères aux vertus digestives (cannelle, cumin…).

La cure de raisin

On la fera à l'automne, en pleine période de récolte des raisins. Après 1 ou 2 jours d'alimentation végétarienne et légère, ne consommez que du raisin pendant une durée pouvant aller de 1 à 21 jours. Les quantités choisies dépendront de vos besoins, entre 1,5 et 2 kg par jour, répartis en 4 à 6 prises. Par temps froid, vous pouvez consommer des tisanes chaudes, à distance des fruits.

Choisissez du raisin biologique, lavez-le bien et consommez la peau comme les pépins, riches en éléments nutritifs.

Ses bienfaits:

· Le teint s'éclaircit et la peau devient plus belle;
· Il s'opère un drainage hépatique et rénal en douceur;

· Les intestins se régénèrent, nettoyés par les fibres du raisin ;
· Il revitalise, il convient parfaitement en cas d'anémie ou de convalescence.

À éviter pour les diabétiques insulinodépendants ou pour les personnes ayant des difficultés à digérer le sucre.

La cure de raisin peut avoir des effets laxatifs importants, en particulier au début.

La cure de pommes
La plus pratique ! Pendant 1 à 10 jours, consommez 1,5 à 3 kg de pommes biologiques douces dans la journée, crues, en jus à la centrifugeuse ou sous forme de compotes non sucrées. Évitez les pommes acides.

Ses bienfaits :
· Laxatif doux ;
· Diurétique ;
· Tonique ;
· Hypercholestérolémiante ;
· Digestive ;
· Prévient les faiblesses hépatiques.

À éviter si vous souffrez de colites aiguës, à cause de la cellulose. Notez que, sans la peau, la pomme est anti-diarrhéique.

D'autres monodiètes
Essayez également la monodiète de carottes, de riz, de sarrasin, de légumes mélangés !

Vous pouvez aussi décider d'une monodiète hebdomadaire pour reposer votre corps et le détoxifier en douceur. Choisissez un jour qui vous arrange, pendant lequel vous pourrez prendre un peu de temps pour vous et vous reposer.

Les cures de jus

Les cures de jus de légumes fraîchement pressés permettent le repos du système digestif, activent les éliminations et peuvent combler certaines carences en micro-éléments. La durée sera à adapter en fonction de la personne et de ses pathologies.

Ces jus frais doivent être réalisés avec un extracteur, et non un mixeur ou une centrifugeuse. Dans le premier cas, il ne reste que le jus sans les fibres, qui sont séparées par la machine ; dans le deuxième cas, il reste les fibres, même si elles sont broyées.

Attention ! Les jus frais ne se conservent pas, ils doivent être bus dans les minutes qui suivent leur extraction pour éviter leur oxydation.

Il est important de savoir que dans les fruits et légumes, les nutriments sont emprisonnés dans des cellules fibreuses. Il faut les mâcher longtemps pour libérer de la fibre les nutriments qu'ils renferment. Sinon, ces derniers restent prisonniers de la cellulose tout le temps de la digestion intestinale, qui peut prendre plusieurs heures. Et s'ils sont trop cuits, les enzymes auront perdu de leur vitalité et certaines vitamines auront disparu… Les extraits de légumes frais et crus sont un bon moyen de fournir directement à nos cellules et à nos tissus tous les nutriments et enzymes dont nous avons besoin, sans fatiguer le corps.

Le jus de carotte

Avec son goût sucré, il est l'un des jus les plus plébiscités. Il peut être consommé toute l'année, il aide à normaliser tout le métabolisme et il facilite la digestion. Riche en vitamine A assimilable facilement, il assure également une provision importante en vitamines B, C, D, E et K. Le jus de carotte est particulièrement riche en éléments alcalins organiques vitaux, tels que le sodium et le potassium. Il présente aussi une bonne teneur en calcium, en magnésium et en fer. Il est recommandé pour la consolidation et l'entretien de la structure osseuse des dents. Excellent agent anti-infectieux, il dope les surrénales et il stimule la vitalité.

Le jus d'épinard

L'épinard cru est idéal pour toute la zone digestive : estomac, duodénum, intestin grêle et gros intestin. À raison d'un grand verre par jour, il résout les problèmes de constipation très rapidement, tout en régénérant l'ensemble de l'appareil intestinal. Il est riche en vitamines C et E, et ses nutriments sont utiles à la bonne santé des dents et des gencives.

Le jus de pomme de terre

C'est un jus qui calme les problèmes digestifs, les maux d'estomac et le reflux gastro-œsophagien (brûlures). Il aide à alcaliniser le corps, ce qui est utile en cas de maladies inflammatoires comme les rhumatismes, l'arthrite, mais aussi dans le cas du cancer pour normaliser les fonctions. Riche en nutriments importants comme le potassium, le fer, le calcium, les vitamines A, B et C, le jus de pomme de terre améliore la santé globale. Grâce aux vitamines du groupe B, ses bienfaits sur la peau sont intéressants.

Vous pouvez ajouter à vos jus du gingembre et du curcuma frais, ou encore des superaliments en poudre pour les booster !

Il y a beaucoup d'autres légumes à découvrir ! Commencez à faire vos jus avec des légumes que vous consommez habituellement. Le goût doit vous être agréable, sans provoquer d'inconfort. Si votre estomac fait des bruits bizarres, c'est que vous ne supportez pas un ou plusieurs des légumes.

Et les fruits ? Vous pouvez mélanger les fruits et les légumes, même si certains puristes ne le font pas. La ration utilisée pour faire des jus de fruits est souvent bien plus importante que le nombre de fruits que nous aurions normalement consommés si nous les avions mâchés… Attention ! Comme les jus de fruits sont beaucoup plus sucrés que les jus de légumes, ils sont à consommer avec modération.

Quant aux jus d'agrumes consommés le matin, ils apportent une forte ration de vitamine C et de flavonoïdes (indispensables au fonctionnement cardio-vasculaire), mais ils ne sont pas tolérés par tout le monde. Chez certains, ils risquent de refroidir le corps, et sont donc à éviter en période hivernale, ou encore de participer à une acidification de l'organisme. Ici encore, écoutez les signaux de votre corps et évitez d'adopter une habitude qui ne vous conviendrait pas.

Les jeûnes

À moins de jeûner seulement quelques heures, cesser de s'alimenter pour plusieurs jours ou plusieurs semaines ne s'improvise pas. Cela s'anticipe ! Commencez par des jeûnes courts de 1, 2 ou 3 jours, et augmentez le nombre de jours chaque fois si vous le souhaitez. Si vous désirez faire directement un jeûne long, nous vous recommandons de vous faire accompagner. Deux possibilités :

· Réalisez un bilan de vitalité en consultation et évaluez vos capacités avec un naturopathe pour préparer votre programme de jeûne ;

· Profitez d'une semaine au vert et faites votre jeûne dans un centre où vous serez entouré d'une équipe de professionnels.

Attention ! Tout le monde ne peut pas jeûner, cette pratique est déconseillée si vous manquez d'énergie, si vous avez des problèmes d'élimination, si vous prenez beaucoup de médicaments, si vous êtes très maigre et affaibli, si vous êtes enceinte, si vous avez une activité professionnelle intense ou encore si vous êtes dans un environnement défavorable (environnement familial compliqué, peu de soutien moral...).

Avant le jeûne

Faites un bilan de votre force vitale et vérifiez que vos capacités émonctorielles sont opérationnelles : votre corps sera-t-il apte à évacuer les toxines remises en circulation ? Quelques jours avant le début du jeûne, cessez de consommer des produits et sous-produits animaux, ainsi que de l'alcool, du tabac, du café, des sodas, etc. Deux jours avant, ne consommez que des légumes cuisinés doucement à la vapeur. Faites un lavement rectal pour vider la dernière partie de l'intestin.

Pendant le jeûne

Buvez de l'eau en quantité suffisante et surveillez vos éliminations – vous vous apercevrez que des selles continuent d'être évacuées bien après l'ingestion de votre dernier repas! Assurez-vous que vous transpirez bien et que vous urinez suffisamment. Les premiers jours, il est possible que vous ayez des nausées, des maux de tête, de la fatigue, avant de ressentir une légèreté et même une légère euphorie et un certain confort. La faim, quant à elle, va et vient, elle a plutôt tendance à être présente au début, puis à disparaître une fois que le système digestif est vide. La faim qui apparaît ensuite est une vraie faim cellulaire, réclamée par l'organisme.

N'hésitez pas selon vos besoins à suivre ces conseils:

· Pour le foie et les intestins: préparez des infusions de romarin, d'artichaut, de pissenlit, et continuez les douches rectales;
· Pour le système rénal: préparez des infusions de bouleau, d'aubier de tilleul, de reine-des-prés ou de queues de cerise;
· Prenez des bains chauds ou tièdes, utilisez une bouillotte;
· Faites des exercices respiratoires pour bien oxygéner vos poumons;
· Restez actif! Bougez, faites du sport pendant cette période pour accompagner l'élimination des toxines et conserver vos capacités musculaires.

Seul le jeûne permet d'atteindre une véritable autolyse: tout d'abord, le pancréas ne fabrique plus d'insuline, ce qui provoque un déstockage du glucose par le foie. Ce dernier fabrique du sucre en priorité à partir du glycogène en stock, puis il transforme les graisses en corps cétoniques. À l'étape suivante, il déstocke les protéines et les transforme en sucre. En dernier recours, il utilise les corps cétoniques à la place du glucose et des triglycérides.

Après le jeûne

Après quelques jours, le corps est léger et la langue est rose, signe que toutes les toxines ont été éliminées. La reprise alimentaire doit se faire progressivement:

· **Jour 1:** consommez des légumes cuits doucement (légumes verts, carottes);

· **Jour 2:** réintégrez des fruits tendres et peu acides, comme la pomme;

· **Jour 3:** faites un repas léger avec un peu de protéines (un œuf biologique à la coque, une poignée d'amandes préalablement réhydratées pour les rendre plus digestes...).

Profitez-en pour consommer beaucoup de végétaux, évitez le sucre, les céréales, les produits laitiers et les viandes, prenez de nouvelles habitudes!

Le jeûne sec

C'est le jeûne le plus profond et le plus curatif! Pendant toute la durée du nettoyage, on ne boira pas d'eau. La technique permet de faire remonter les déchets depuis le sérum extracellulaire vers le sang pour qu'ils soient éliminés. La peau transpire, les reins éliminent l'urine, la lymphe est assainie. Il est recommandé d'être accompagné pour faire ce jeûne.

Quelques questions courantes sur le jeûne

Quel est le meilleur moment pour jeûner ?

Que vous soyez malade ou bien portant, le moment idéal sera celui où vous serez disponible pour votre bien-être et où vous sentirez que vous avez l'énergie nécessaire pour le faire. Le printemps est cependant recommandé, tant pour la température que pour l'ensoleillement et les trésors offerts par la nature à cette période.

J'ai quelques kilos en trop, le jeûne va-t-il me permettre de perdre du poids ?

En jeûnant sept jours, il est possible que vous perdiez jusqu'à 10 % de votre poids de départ selon votre constitution. Il s'agit d'une perte de déchets, à mettre en relation avec l'élimination du sel ; en effet, sans consommation de sodium, le corps perd beaucoup en quelques jours.
La perte de poids importante au départ se stabilise ensuite au fil des jours. Attention à la qualité de la reprise alimentaire, le retour des kilos peut être rapide !

Je suis maigre, puis-je jeûner ?

Oui, si vous avez la vitalité suffisante. Le problème de fond de la maigreur est généralement dû à une mauvaise digestion et une malabsorption intestinale, qu'il conviendra de traiter par une alimentation adaptée au sortir du jeûne.

Y a-t-il un risque de carence ?

Il n'y a pas de risque de carence, à condition de ne pas dépasser une semaine. Le jeûne sur une période courte va apporter un repos digestif qui permettra à sa sortie une meilleure digestion et une meilleure assimilation.

Exercices physiques

Aujourd'hui, et particulièrement dans les milieux urbains, la sédentarité est un vrai problème, qui mène à la rétractation des organes et à une cogitation cérébrale accrue. Les liquides de l'organisme stagnent et toute l'élimination est ralentie ! Les gens ne transpirent plus et souffrent de constipation chronique... Contre ces effets délétères une solution se distingue : l'exercice physique ! C'est une technique majeure, recommandée dans la quasi-totalité des cures naturopathiques. Elle permet en premier lieu de développer la volonté et de s'engager vers un mieux-être – une première étape nécessaire. Les résultats sont rapides et il n'y a pas d'âge pour s'y mettre !

Les effets généraux :

· Amélioration du transport des liquides et des gaz, le sang circulant plus vite et apportant ainsi plus d'oxygène aux cellules ;

· Amélioration de la vascularisation des tissus ;

· Amélioration de la thermorégulation (augmentation de la chaleur dans les parties actives, décongestionnement des zones de surchauffe interne, harmonisation de la température du corps) ;

· Amélioration de l'équilibre acido-basique, régulation du pH du corps ;

· Remontée de l'acidité des tissus dans le sang, donc une meilleure évacuation par les émonctoires.

Les effets sur le diaphragme :
· Un rôle mécanique sur les viscères lorsqu'il descend à l'inspiration et se contracte, puis remonte et se relâche à l'expiration, autrement dit un véritable massage viscéral ;
· Un équilibrage du système nerveux, car l'une des bases du système parasympathique est une bonne respiration diaphragmatique.

Les effets sur les tissus et les organes :
· Sur le système cardio-vasculaire : le cœur augmente son travail de contraction et son débit en battant plus fort lors de l'exercice physique. Par voie de conséquence, dans un corps bien entraîné, la fréquence cardiaque au repos baisse, un gage de vie plus longue ! La circulation veineuse est améliorée, et toutes les cellules du corps sont mieux nourries.
· Sur les tissus conjonctifs et la peau : les exercices physiques les stimulent beaucoup, grâce à la transpiration qui permet aux toxines de s'écouler. La peau est plus tolérante et favorise l'élimination.
· Sur le système hormonal : le stress crée des déchets que le sport permet de brûler, tout en libérant des endorphines pour votre bien-être. Ces dernières atténuent la douleur et favorisent l'optimisme (comptez 15 à 30 minutes de sport minimum pour en ressentir les effets).
· Sur le système lymphatique : la contraction musculaire permet une meilleure circulation de la lymphe.
· Sur la charpente ostéo-musculaire : la masse et la qualité des muscles peuvent se développer, ils deviennent plus

toniques et moins fatigables. Les os reçoivent plus de nutriments et sont stimulés, ils se densifient. Les articulations, si elles sont bien sollicitées, se renforcent et les tendons gagnent en souplesse. La coordination motrice est améliorée, l'équilibre entre le cerveau droit et le cerveau gauche se développe, ainsi que l'adresse, la vigilance et la rapidité des réflexes.

· Sur le système nerveux : l'équilibre entre les systèmes nerveux parasympathique et orthosympathique s'améliore. La concentration est favorisée, le mental s'apaise.

· Sur l'immunité : le nombre de cellules immunitaires augmente et la communication entre les globules blancs est facilitée.

Celui qui pratique un exercice physique régulier met toutes les chances de son côté pour rester durablement en bonne santé ! Le sport est la pratique la plus complète pour agir sur tous les organes du corps et maintenir un équilibre essentiel.

Lesquels pratiquer ? À quelle fréquence ?

La fonction crée l'organe : plus on sollicite certains tissus, plus on va les dynamiser, en créant une demande, et les muscles retrouveront petit à petit pleinement leurs fonctions et se développeront. Or plus on a de muscles, plus on a de capacité vitale. Les mouvements sont à adapter en fonction des tempéraments, des structures ostéo-musculaires et des éventuels troubles que vous pouvez rencontrer. À chacun ses exercices !

Il est essentiel de respecter une progression dans votre pratique et de respecter vos limites, fiez-vous à vos sensations !

Marche, vélo, gymnastique, yoga, Pilates, natation, danse ou encore escalade, c'est vous qui voyez ! Choisissez un ou plusieurs sports que vous pourrez pratiquer régulièrement (au moins deux fois par semaine) pendant au moins 45 minutes. Si vous ne transpirez pas suffisamment, essayez les techniques d'hydrothérapie, particulièrement les bains chauds, le sauna et les enveloppements pour stimuler vos glandes sudoripares.

En dehors de ces séances de sport, veillez chaque jour à avoir un minimum d'activité physique, en marchant au moins 15 à 30 minutes.

Contact avec la nature

La naturopathie, par ses fondements et son essence, encourage le contact avec la nature. Les éléments naturels participent à notre bonne santé et nous devons essayer de nous en rapprocher le plus souvent possible. La vie en ville, les rythmes de travail éreintants et le manque d'air frais épuisent nos réserves d'énergie sans que nous nous en rendions compte.

« Mon corps est un jardin, ma volonté est son jardinier. »
William Shakespeare

Le soleil, l'air, l'eau et les autres éléments essentiels

L'oxygénation

La molécule d'oxygène est porteuse d'une charge vitale indispensable à la vie! L'exercice physique, l'air des montagnes et des espaces de verdure nous permettent d'augmenter notre capacité respiratoire et de remplir nos poumons de plus de molécules d'oxygène. Il existe aussi de nombreuses techniques issues du hatha-yoga et du pranayama pour améliorer ses capacités respiratoires.

Lors de la respiration, l'oxygène présent dans l'air inspiré doit atteindre les poumons pour être ensuite apporté jusqu'à nos cellules grâce aux globules rouges, en se fixant sur leurs molécules d'hémoglobine qui deviennent des transporteurs. Plusieurs facteurs peuvent mener à une sous-oxygénation de nos cellules, avec le risque de dysfonctionnements de l'organisme:

- Les pollutions atmosphériques;
- Le tabac (directement et indirectement, en tant que fumeur passif) ;
- Le manque d'exercice physique en plein air;
- Une respiration tout simplement insuffisante!

Savez-vous bien respirer?

Notre respiration est souvent trop haute, au niveau thoracique, courte et irrégulière. Or, la respiration idéale, celle que l'on peut voir chez les bébés et les enfants qui ne sont pas stressés, est plutôt lente, ample et régulière. En moyenne, on compte 8 à 12 respirations par minute au repos.

Essayez de respirer consciemment et de pratiquer des exercices respiratoires pour augmenter votre capacité pulmonaire, et donc votre aptitude à transmettre plus d'oxygène à vos cellules. Vous serez en mesure de mieux gérer votre stress, la respiration étant la seule action à la fois consciente – volontaire – et inconsciente – involontaire (nous respirons sans effort) – qui influence de façon directe notre système nerveux. Or, celui-ci régule les activités métaboliques de nos organes, il faut veiller sur lui !

Quelques exercices simples de respiration

· *Respiration complète :* entraînez-vous à remplir vos trois étages respiratoires. Inspirez d'abord avec votre ventre, sous vos poumons, puis augmentez le volume de vos poumons au maximum, enfin, allez jusqu'à soulever les clavicules pour finir la respiration en haut des poumons. Soufflez doucement.

· *Respirations alternées :* avec votre index, bouchez alternativement chacune de vos narines. Inspirez à droite, expirez à gauche, inspirez à gauche, expirez à droite et recommencez. Cette technique permet de rééquilibrer les énergies, elle est particulièrement utilisée en médecine indienne et dans les techniques de yoga.

· *Pauses poumons pleins ou vides :* entre chaque inspiration faites une pause poumons pleins, et entre chaque expiration faites une pause poumons vides, quelques secondes à chaque fois. Cet entraînement vous permettra un meilleur échange d'oxygène avec le sang (poumons pleins) et une meilleure évacuation du gaz carbonique (poumons vides).

Petit guide pour un air purifié

1. Utilisez des appareils pour assainir l'atmosphère, à la maison ou au bureau. Les ionisateurs (ou ioniseurs) projettent des électrons à grande vitesse vers les atomes d'oxygène de l'air et les transforment en ions négatifs. Leur efficacité est prouvée, certains sont même utilisés en milieu hospitalier. Pour bien choisir votre appareil, assurez-vous qu'il ne produise ni ozone, ni oxyde d'azote, ni oxyde de carbone. Il doit débiter au minimum 250 000 ions au centimètre cube à une distance d'un mètre.

2. Essayez également les diffuseurs d'huiles essentielles, celles d'agrumes ou de cèdre étant les plus efficaces pour produire des ions négatifs.

3. Veillez à aérer régulièrement les pièces à vivre, débranchez les appareils électriques le soir, ou lorsque vous ne vous en servez pas.

4. Dès que possible, échappez-vous dans des lieux où la concentration d'ions négatifs est maximale : à la montagne, en bord de mer, en forêt.

5. Essayez les soins de thalassothérapie : douches à jet, massages sous affusion ou salles d'ionisation. Ils recréent des conditions d'ionisation et aident le système respiratoire à se purifier !

Le Bol d'air Jacquier®

Il est possible de stimuler l'assimilation de l'oxygène par les cellules de l'organisme. René Jacquier, inventeur du « Bol d'air », a longtemps cherché un support naturel transformable en porteur d'oxygène. Observant que, depuis l'Antiquité, les lieux de santé se trouvent au sein des forêts de pins et de sapins, il a fini par trouver dans les essences de résines de pin une solution originale. En effet, l'appareil stimule l'assimilation de l'oxygène sans provoquer d'oxydation radicalaire.

Son mode d'emploi est très simple : on l'utilise en cure de 21 jours, en s'installant devant la corolle d'inhalation et en respirant normalement. Au début, quelques minutes suffisent, puis on peut augmenter la durée en fonction du ressenti.

Le soleil

Le rayonnement le plus vital est celui pour lequel l'homme a une sensibilité très marquée: les rayons solaires. Les animaux, qui s'exposent allègrement au soleil, l'ont bien compris et les guérisons par l'ensoleillement sont utilisées par beaucoup de peuples à travers le monde.

Les photons (particules qui sont échangées *via* la lumière par la matière) se fixent sur le phosphore, et en particulier celui des os. L'été, les os se rechargent au soleil, et cette énergie est redistribuée à l'ensemble du corps en hiver quand la lumière est moindre. Les photons favorisent également la formation des globules rouges et blancs dans la moelle épinière.

Bonne nouvelle : le rayonnement n'a pas besoin d'être direct, se trouver à l'ombre d'un espace ensoleillé peut suffire pour vitaliser votre organisme.

Quelques règles sont toutefois à respecter pour garder une bonne relation avec le soleil :

· Déterminez votre type solaire, c'est-à-dire votre rapidité à développer de la mélanine :

- Peau claire (blonds et roux) : votre peau risque de brûler facilement, faites attention aux rayons directs ;
- Peau mate avec une coloration rapide au contact des rayons du soleil : vous pouvez vous exposer progressivement.

· Préférez les rayons du matin, lorsque le soleil est montant. Évitez les expositions en plein été lorsque le soleil est au plus haut.

· Hydratez bien votre peau, les corps gras forment une barrière protectrice.

· Évitez de rester inactif en plein soleil, vous risquez de surchauffer certaines parties de votre corps.

· Le sébum que votre peau produit (durant la nuit et pendant une activité physique) protège naturellement votre peau, évitez donc de vous exposer après un lavage décapant !

La crème solaire : en mettre ou pas ?

On nous conseille de nous enduire de crème solaire pour nous protéger contre le cancer de la peau. D'un autre côté, des chercheurs mettent en garde contre certains ingrédients contenus dans les produits solaires, qui traversent la peau et seraient néfastes pour notre santé. Les deux sont vrais : l'exposition au soleil est risquée, mais les crèmes chimiques modifient notre équilibre hormonal et introduisent des toxines sous forme de nanoparticules jusque dans nos cellules. La solution est probablement de s'exposer au petit matin sans avoir mis de crème et lavé sa peau, puis de rester à l'ombre le reste de la journée et de ressortir le soir. Cette recommandation est particulièrement importante pour les enfants.

Et si vous devez vous exposer aux heures les plus chaudes et que vous souhaitez mettre une crème, voici les composés les moins toxiques (source: PasseportSanté.net, juillet 2013, Claudia Morissette et Julie Fortier):
· Parsol® 1789 ou avobenzone avec Mexoryl® (SX et XL) ou octocrylène;
· Tinosorb® (ou bemotrizinol);
· Oxyde de zinc;
· Dioxyde de titane.

Les effets bénéfiques des rayons du soleil
· Le soleil stimule la fonction cutanée au niveau de la couche basale (la première couche de cellules), mais également les glandes sébacées et sudoripares. Il permet d'activer l'élimination par la transpiration même lorsque vous ne voyez pas la sueur!
· Il joue un rôle essentiel dans l'accroissement de la pigmentation en mélanine, puissant anti-radicalaire qui nous protège des agressions.
· Il participe à la synthèse des vitamines, des hormones et à la transformation du cholestérol en vitamine D.
· Il permet la cicatrisation et l'aseptisation des plaies, qui guérissent plus vite au soleil. Notez que si le corps a beaucoup de toxines, la plaie laissera plus facilement une cicatrice!

· Il favorise l'ossification et l'assimilation grâce à la vitamine D, qui permet de mieux fixer le calcium.

Le saviez-vous ? Paradoxalement, un plâtre sur un membre cassé peut ralentir le temps d'ossification nécessaire pour réparer une fracture, car l'os est privé de rayonnement solaire.

À propos de la vitamine D

Elle est synthétisée par l'organisme à partir du cholestérol sous l'action des rayonnements UVB de la lumière. Elle joue un rôle global sur le métabolisme humain, particulièrement sur le système immunitaire, notre production d'hormones, sur nos glandes (thyroïde, pituitaire, thymus…), mais également sur nos tissus (muscles, moelle osseuse…), notre humeur et même notre libido !

Les études montrent qu'une grande partie de la population est carencée en vitamine D. Avec l'âge, on la synthétise aussi moins facilement. Une personne âgée, pour une même durée d'exposition au soleil, fabriquera quatre fois moins de vitamine D qu'une personne de 25 ans.

Les naturopathes recommandent un dosage compris entre 50 et 100 ng/ml. Et en cas de déficit, c'est la forme D3 qui doit être donnée. Pour remonter son taux de vitamine D, la dose efficace journalière de vitamine D3 (dose qui permet d'obtenir le taux de vitamine D sanguin optimal) se situe entre 2 000 et 4 000 UI (unités internationales). La dose 4 000 UI correspond à la dose limite de sécurité fixée en 2012 par l'EFSA (Autorité européenne de sécurité des aliments).

Un apport quotidien de vitamine D naturelle est la méthode la plus efficace, contrairement à un apport massif tous les deux ou trois mois, qui risque de saturer l'organisme. Évitez aussi la vitamine D de synthèse en ampoule, qui contient des édulcorants et des excipients potentiellement cancérigènes ! Vous trouverez en vente libre des flacons compte-gouttes de vitamine D naturelle de 10 000 ml (contenant 100 000 UI). Vous pouvez prendre 10 à 12 gouttes par jour, tous les jours, pour obtenir la dose recommandée. Vous pouvez aussi mélanger la totalité du flacon dans un litre d'huile équilibrée en oméga-3 et oméga-6. Consommez chaque jour, sur vos salades et sur vos plats, 2 à 3 cuillerées à soupe de cette huile, sans la chauffer. Vous absorberez ainsi 2 000 à 3 000 UI de vitamine D3 par jour.

À savoir : les laitages à haute dose, certains médicaments et produits chimiques peuvent limiter la synthétisation de la vitamine D par votre corps. Consultez votre naturopathe.

L'eau que l'on consomme

Les besoins de chacun sont différents, mais il est important de boire suffisamment chaque jour (entre 1 et 2 litres). On trouve de l'eau dans les végétaux que l'on mange (les fruits et les légumes), mais également dans toutes les boissons que l'on consomme dans la journée, de préférence entre les repas. Dans nos pays développés, l'eau du robinet est potable, c'est-à-dire qu'elle est déclarée comme non dangereuse pour la santé. Est-ce vrai ? Les produits chimiques contenus dans l'eau de ville qui sort de votre robinet peuvent créer des déséquilibres dans le corps. Troubles que le corps parviendra probablement à rééquilibrer lorsqu'il est en pleine santé, mais qui peuvent le déstabiliser s'il est affaibli. Par mesure de précaution, on préférera au minimum une eau filtrée. Décryptage des possibilités.

Option 1 : l'eau en bouteille

Les Français consomment plus de 150 litres d'eau en bouteille par an, un chiffre en constante augmentation. Il faut savoir que toutes les eaux sont plus ou moins minéralisées, même l'eau du robinet, et que seule l'eau distillée ne contient pas de minéraux. Une eau est dite « minérale naturelle » si elle est d'origine souterraine et n'a subi aucun traitement, si sa composition physico-chimique est constante, si l'ensemble des critères de qualité (température, aspect visuel, goût, qualités thérapeutiques) est officialisé par l'Académie nationale de médecine et si l'administration au public a été autorisée par le ministère chargé de la Santé.

Pour le quotidien, préférez des eaux :

· Faiblement minéralisées, contenant un taux de résidus secs inférieurs à 50 mg/l (les résidus secs indiquent la teneur globale en minéraux) ;

· Avec une faible concentration en fluor (moins de 1 mg/l) ;

· Avec une concentration en chlorures et sulfates inférieure à 250 mg/l.

Les eaux à privilégier : Mont Roucous®, Rosée de la Reine®, Lauretana®, Montcalm®, Mont-Dore®, Charrier®, Volvic®…

Les eaux à éviter pour une consommation quotidienne : Contrex®, Hépar®, St-Yorre®…

Certaines eaux peuvent être intéressantes sur de courtes périodes, comme l'Hépar®, laxative et stimulante des fonctions hépato-biliaires. Demandez conseil à votre naturopathe.

En cure : l'Hydroxydase® est recommandée. Son pouvoir dépuratif est idéal pour accompagner une cure de désintoxication de l'organisme. Elle aide à éliminer les surcharges métaboliques, tout en apportant des oligoéléments stabilisés. À boire en cure pendant un mois, en accompagnement d'un programme en hygiène de vie. Attention : elle est déconseillée en cas d'hypertension ou d'insuffisance rénale.

Le danger des emballages des bouteilles en plastique est également à prendre en considération lorsque vous choisissez votre eau. Même à très faible dose, les produits chimiques qui sont utilisés dans la composition des emballages plastiques migrent dans l'eau, alors qu'ils se révèlent être des substances cancérigènes et des perturbateurs endocriniens agissant sur la reproduction et l'équilibre hormonal. Tous les plastiques ne présentent pas le même niveau de toxicité : vous trouverez sous les bouteilles un triangle contenant un numéro qui fait référence aux divers types de produits chimiques utilisés dans la fabrication du plastique. Il convient de privilégier les plastiques de type 2, 4 et 5, d'éviter d'exposer les bouteilles au soleil et de les réutiliser une fois vides. Lorsque cela est possible, choisissez le verre !

Option 2 : l'eau du robinet

L'eau du robinet, même si elle est contrôlée, est loin d'être parfaite. Elle contient des pesticides, des résidus médicamenteux, des détergents, des phtalates (provenant des revêtements des tuyaux) et des résidus des traitements par le chlore soupçonnés d'être cancérigènes. Leur quantité reste faible, mais que se passe-t-il si vous en absorbez tous les jours ? Pour éviter les effets délétères, plusieurs dispositifs de filtrage sont possibles, certains s'installant directement sur le robinet, d'autres prenant la forme de récipients filtrants.

· **La carafe filtrante :** c'est sûrement l'appareil le plus répandu. Elle est équipée de filtres à charbon qui permettent de supprimer le goût de chlore et de limiter le calcaire et le plomb. Il convient de changer les cartouches régulièrement, toutes les quatre à six semaines.

· **L'osmoseur :** l'eau passe dans un filtre qui retient les éventuelles particules, puis dans un filtre à charbon actif, qui capte notamment le chlore. Enfin, elle traverse une très fine membrane qui sépare l'eau pure de l'eau de rejet, porteuse de ce qu'il reste d'éléments indésirables et de minéraux, et envoie cette eau dans le circuit des eaux usées. L'osmoseur consomme donc plus d'eau (en moyenne 4 litres pour 1 litre d'eau osmosée).

· **Le filtre sur robinet ou sous évier :** l'eau traverse une ou plusieurs cartouches qui captent plus ou moins de polluants et d'éléments indésirables selon les modèles. Ce filtre n'agit pas sur la minéralisation de l'eau.

En cure: deux options intéressantes

Le plasma marin

L'eau de mer contient une quantité importante de sels minéraux et d'oligoéléments qui sont facilement assimilables par l'organisme – on parle de biodisponibilité –, grâce à l'analogie entre le plasma sanguin humain et l'eau de mer. Le corps peut s'approprier les nutriments qu'elle contient: le magnésium, le calcium, le soufre, le phosphore, le potassium… On la trouve en ampoules à prendre sous forme de cure. Le plasma marin de Quinton, du nom du biologiste français ayant consacré ses recherches au sujet, est le plus connu.

Idéal sur quelques semaines, en cas de surmenage, pour apporter à l'organisme les minéraux nécessaires et soulager le système nerveux!

L'eau distillée

L'eau distillée ne contient aucun minéral, la vapeur d'eau (l'eau condensée) étant recueillie après ébullition. Capable d'entraîner tous les sels qu'elle capte sur sa route, elle est intéressante le temps d'une cure de détoxification, en accompagnement d'un programme en hygiène de vie.

Comment dynamiser son eau?

Dans la nature, l'eau porte une charge vitale qu'elle perd lorsqu'elle est stockée (mise en bouteille, entreposée ou encore stagnante dans des tuyaux). Il est possible de lui redonner un peu de cette énergie perdue avec des moyens naturels:

- Secouez-la, c'est le principe de la dynamisation en homéopathie;

· Posez-la au soleil, de préférence le matin et dans une bouteille en verre ;
· Ajoutez-y du citron biologique ou une cuillerée d'argile verte avant de la secouer vivement ;
· Utilisez des carafes dynamisantes ou des conteneurs aimantés ;
· Magnétisez-la avec vos mains ou même transmettez-lui la force de votre intention.

L'eau dynamisée est plus vivante, vibrante ! Sa composition est la même, mais la disposition des molécules entre elles est totalement différente. Elle ne se contente plus d'hydrater le corps, elle véhicule alors une autre forme d'intelligence, laissant supposer qu'elle apporte au corps d'autres types de bienfaits[3].

L'eau comme usage thérapeutique

Les deux tiers du globe sont couverts d'eau, de même que nous sommes composés aux deux tiers d'eau ! Notre belle planète a beaucoup de bienfaits à nous transmettre pour nous aider à conserver la santé. L'eau de la mer, des lacs, des rivières et des cascades est chargée en oligoéléments et en électromagnétisme. Elle bénéficie du rayonnement solaire et d'un brassage naturel qui la rechargent en énergie vitale. Il est recommandé de s'en approcher et de s'y baigner aussi souvent que possible ! Certains soins de thalassothérapie

3. Pour en savoir plus, lire *Le Miracle de l'eau* de Masaru Emoto (Guy Trédaniel, 2008). Docteur en médecine, l'auteur s'intéresse tout particulièrement aux effets des molécules d'eau sur la conscience humaine.

permettent de bénéficier de ses bienfaits, approchant des conditions naturelles.

L'hydrologie

L'eau permet, grâce à l'utilisation du chaud et du froid, de solliciter les systèmes d'élimination du corps, mais elle agit également sur les systèmes glandulaires et nerveux. Elle sollicite particulièrement la peau, l'émonctoire le plus grand de notre corps, en faisant réagir les glandes sudoripares, sébacées, mais aussi la couche basale (la première couche de cellules de la peau). Cette technique majeure en naturopathie est toujours utilisée sous forme de cure, une fois que le naturopathe a évalué la vitalité du consultant. Plus les capacités vitales sont grandes, plus on aura recours à des écarts de température importants. Si vous souffrez d'une affection particulière, demandez conseil à votre naturopathe avant d'essayer les techniques présentées.

Le chaud permet de dilater les capillaires (petits vaisseaux) et de faire se déplacer les liquides vers l'extérieur du corps : on parle de déplacement « centrifuge ». Les organes internes se trouvent ainsi décongestionnés. Le froid, quant à lui, déplace les liquides vers l'intérieur du corps, dans un mouvement « centripète ». Il permet, entre autres, d'utiliser l'énergie de réserve, mais également de stimuler des glandes surrénales, en produisant du cortisol. Le tiède permet enfin de normaliser les fonctions du corps, d'apaiser les tensions nerveuses et glandulaires et de régénérer les tissus.

On préférera utiliser toutes les techniques suivantes à jeun, ou après un repas léger.

Applications du froid

Avertissement
L'utilisation du froid est déconseillée en cas de pathologies cardiaques, de manque de vitalité, affaiblissement notable ou médication lourde.

Assurez-vous qu'une tierce personne est à proximité.

Au préalable, on réchauffera le corps avant l'application du froid sur le corps réchauffé.

La douche écossaise
Appliquer de l'eau froide sur une peau réchauffée par une douche chaude ou tiède, d'abord sur les jambes, puis sur le corps entier.

Réchauffer, et répéter une dizaine de fois, avec des périodes de froid plus courtes que les périodes de chaud.

Cette technique permet de dynamiser la circulation veineuse et de stimuler les glandes surrénales.

Le bain de siège froid, ou bain dérivatif
À faire plutôt le matin, en gardant le reste du corps bien au chaud. Il s'agit de refroidir la zone périnéale, allant de l'anus au bas-ventre, pour stimuler l'intestin grêle et le côlon. Le froid permet de « chasser » tout le sang vers l'intérieur et de relancer le péristaltisme (mouvement naturel de l'intestin) dans le côlon. Le bain de siège doit être

suivi d'une réaction chaude et tonique. Si le corps ne se réchauffe pas, soit l'eau est trop froide, soit l'application était trop longue.

Cette technique est intéressante pour le transit intestinal, mais également pour les personnes qui souffrent de mycoses à répétition ou qui ont des problèmes de libido et de fertilité. Il est possible d'utiliser des poches de gel préalablement refroidies au lieu de l'eau, afin de les garder plus longtemps tout en continuant ses activités[4].

Les applications locales du type compresses froides
Sur une zone congestionnée, appliquer plusieurs épaisseurs de linge froid mouillé jusqu'à ce que la compresse devienne chaude. La vasoconstriction permet d'arrêter le développement microbien. En même temps, il conviendra de favoriser la sudation du reste du corps et de bien réchauffer les extrémités.

Cette technique permet également d'agir sur la vitalité du corps.

L'enveloppement du corps entier dans un drap mouillé ou humide
Envelopper le corps allongé préalablement réchauffé dans un drap ayant trempé dans l'eau glacée. Autour du drap, placer fermement une couverture chaude pendant 45 minutes. Une vasodilatation va se produire, le sang étant chassé vers la périphérie. L'objectif ici est de réchauffer le

4. Pour en savoir plus, lire *Bains dérivatifs et poches de gel* de France Guillain (Demeter, 2007).

corps, de le faire transpirer et éliminer ses toxines. À la fin, bien sécher le corps et se reposer.

Applications du chaud

Avertissement
L'utilisation du chaud est déconseillée en cas de pathologies cardiaques, varices, œdèmes, hémorroïdes et problèmes circulatoires, grossesse (pas plus de 38,5 °C), manque de vitalité, affaiblissement notable ou médication lourde, douleurs fortes localisées qui pourraient signaler une inflammation importante.

Assurez-vous qu'une tierce personne est à proximité, que la pièce est bien aérée et que votre état de vitalité vous permet ces expérimentations.

Le bain hypercalorique
Commencer par frictionner l'ensemble du corps avec un gant exfoliant naturel, sur peau sèche. Faire couler un bain de 35-37 °C (utiliser un thermomètre de bain). Entrer dans le bain et augmenter progressivement la température de l'eau jusqu'à 39-40 °C, en laissant couler l'eau chaude pendant 10 à 15 minutes. Arrêter de faire monter la température lorsque la transpiration commence à perler sur le front. Rester dans le bain 10 minutes maximum.

Si la chaleur est mal tolérée, la diminuer en laissant couler de l'eau froide. Sortir du bain lentement afin de ne pas créer de variation de tension brusque. Terminer par une douche fraîche pour faire baisser la température corporelle et contracter les vaisseaux en insistant sur les jambes.

La technique, développée par le Dr Salmanoff, permet de créer une fièvre artificielle pour intensifier le métabolisme, accélérer la microcirculation capillaire et éliminer les déchets.

Le sauna

Il conviendra d'entrer sec dans le sauna et d'essayer de garder les cheveux secs entre les différents passages (idéalement au nombre de trois). La chaleur du sauna est sèche, entre 90 et 120 °C, et le lieu ne doit pas devenir humide. Le temps passé dans le sauna ne dépassera pas une quinzaine de minutes, le temps de transpirer sur toutes les parties du corps. À l'intérieur, rester allongé ou assis, les jambes au même niveau que le bassin. Le temps écoulé, prendre une douche fraîche ou froide, selon la température supportée, puis se reposer une quinzaine de minutes. Recommencer trois fois en tout si votre vitalité le permet et si le corps continue de transpirer.

Le sauna élimine efficacement les toxines et les impuretés du corps. Une seule séance soulage la douleur et la fatigue musculaire. Il permet également de relâcher les tensions. Il stimule les glandes sudoripares, donc l'élimination des sels et acides. Il est indiqué pour les pathologies de type arthrose ou rhumatismes. C'est l'une des techniques les plus recommandées par les naturopathes[5] !

Le hammam

Avec une chaleur humide comprise entre 50 et 60 °C, le hammam stimule principalement les glandes sébacées et

5. Pour en savoir plus, lire *Retrouver et conserver sa santé par le sauna* d'Alain Rousseaux, naturopathe (A. Rousseaux, 1990).

la couche basale de la peau pour un effet relaxant et nettoyant. Il crée une fièvre artificielle et augmente la chaleur du corps. Il permet d'ouvrir les pores et de laisser sortir les toxines, dans une chaleur parfois plus supportable que le sauna.

Ne pas dépasser une quinzaine de minutes, prendre une douche froide et se reposer après la séance.

Les enveloppements aux huiles essentielles

Le corps est enveloppé d'un mélange d'huile végétale et d'huiles essentielles (au minimum 30 %). Il est ensuite recouvert de plastique et d'une couverture chauffante, avec une température de 43 °C environ. L'enveloppement est laissé en place pendant 30 à 45 minutes, le temps pour le corps de bien transpirer.

La technique permet au corps d'éliminer efficacement les toxines, grâce au double effet de la chaleur et des huiles essentielles. Elle offre aussi la possibilité aux glandes sudoripares de se revitaliser, et donc d'augmenter les capacités de transpiration. Il faut compter plusieurs séances pour un effet en profondeur.

Plus on transpire, plus on transpire. Les glandes sudoripares restent actives pendant une dizaine de jours. Et si l'on reste trop longtemps sans transpirer, elles se referment et l'élimination se fait moins bien !

La bouillotte chaude

Utilisée par les anciens, la bouillotte a une image désuète qui lui colle à la peau. Elle est pourtant une astuce maligne et peu coûteuse que nous devrions tous adopter presque quotidiennement! En application sur l'estomac, elle permet d'agir sur les spasmes nerveux et digestifs, elle a la capacité de calmer l'anxiété. Sur le foie, elle stimule la fonction de détoxification. Sur les reins et la vessie, elle soulage les crises de coliques néphrétiques. Les femmes l'appliqueront aussi sur le bas-ventre pendant les règles pour soulager les douleurs spasmodiques.

Douches rectales, lavements et irrigations côloniques

Plus tellement à la mode, malgré leurs effets rapides et efficaces, les douches rectales se font très simplement grâce à une poire à lavement. Elles permettent de nettoyer le rectum, de libérer les matières bloquées en cas de constipation et de stimuler le péristaltisme. Il suffit d'injecter entre 250 et 500 ml d'eau tiède du robinet dans le rectum, de préférence en position à quatre pattes ou sur le côté. Rejeter tout de suite l'eau dans les toilettes.

Périodicité : dès que le besoin s'en fait sentir, en cas de crise allergique, d'infection, de migraines, de grippe, etc.

À éviter en cas de crise hémorroïdaire, de fissure anale ou de cancer du côlon et/ou du rectum.

Les lavements et les irrigations côloniques nécessitent d'envoyer plus d'eau dans le système intestinal afin qu'elle atteigne le côlon et les intestins, parfois accompagnée d'un produit aromatique spécifique. Ils sont plutôt recommandés dans le cadre d'une cure détox et il convient de se renseigner avant de se lancer, car la flore intestinale sera touchée. Un praticien en naturopathie ou un spécialiste en irrigation côlonique saura vous conseiller.

Un environnement « clean »

En octobre 2015, la revue *Endocrine Reviews* (la plus ancienne revue spécialisée dans la recherche sur les hormones et la pratique clinique de l'endocrinologie) a révélé un travail de synthèse dont les conclusions sont les suivantes : *« L'accroissement des données examinées enlève tout doute sur le fait que les perturbateurs endocriniens contribuent à l'augmentation de la prévalence de maladies chroniques liées à l'obésité, le diabète sucré, la reproduction, la thyroïde, les cancers, les problèmes neuroendocriniens et affectant les fonctions neurologiques du développement. »*

Or, les produits chimiques ont envahi tous nos biens de consommation, l'exposition aux polluants est partout ! Une fois dans nos organismes, les molécules chimiques imitent nos hormones, ou empêchent leur fabrication naturelle, déréglant ainsi les messages hormonaux[6].

Parabènes, phtalates, bisphénol A, dioxines… ces substances chimiques, où sont-elles ?
· Dans les produits composant les plastiques et cartons d'emballage ;
· Dans les détergents et produits nettoyants ;

6. *Perturbateurs neuro-endocriniens et maladies émergentes*, Drs A. Collomb, J.-Y. Gauchet et C. Lagarde (Dangles, 2015).

· Dans les produits pharmaceutiques ;
· Dans les lotions, shampoings, produits lavants pour le corps ;
· Dans les parfums, le maquillage, le vernis à ongles ou encore les produits capillaires… ;
· Dans l'eau, dans l'air…

Le problème, c'est la bioaccumulation. Le corps ne peut pas rejeter tous ces produits non assimilables, il est saturé ! Il existe plus de 100 000 molécules différentes, dont on connaît encore assez peu les interactions entre elles. Des médecins et des associations se mobilisent contre la multiplication de ces pollutions chimiques invisibles[7]. Dans les années à venir, il est probable que d'autres études révéleront toute l'ampleur du danger ; d'ici là, nous pouvons prendre des mesures significatives au quotidien.

Nous avons déjà parlé de l'importance de choisir une eau de qualité et de purifier son air au quotidien, comment aller plus loin ?

Remplacer nos produits ménagers

Évitez les produits avec des colorants, des conservateurs, des parfums de synthèse. Retenez aussi que les antibactériens n'éliminent qu'une partie des bactéries et que les bactéries restantes ne mettent que quelques instants à se multiplier pour être aussi nombreuses qu'au départ ! Il est inutile de chercher à « désinfecter » la vaisselle pour l'essuyer ensuite avec un torchon qui ne serait pas stérile.

7. Voir *Intoxication* de Stéphane Horel (La Découverte, 2015).

L'autre inconvénient des agents antibactériens est qu'ils favorisent des bactéries plus résistantes.

Les détergents, quant à eux, agissent sur la peau comme sur la vaisselle : ils la dégraissent en lui enlevant sa protection naturelle, avec des risques de dessèchement, de crevasses et d'allergies.

En grande surface, préférez les produits avec un écolabel, qui sont moins nocifs que leurs concurrents. Encore mieux, vous trouverez des produits écologiques et biologiques dans les magasins bio ou par correspondance sur des sites de produits naturels. Quelques alternatives maison : le savon noir, le savon de Marseille (original, pas mélangé), le vinaigre blanc, le bicarbonate de soude, le jus de citron !

De nombreuses « recettes » sont disponibles dans des ouvrages et sur des sites spécifiques pour remplacer les liquides vaisselle, les nettoyants ménagers, les lessives, et même pour déboucher les canalisations, essayez-les.

Bien choisir nos produits de salle de bains

Gels douche, dentifrices, lotions démaquillantes, crèmes hydratantes, déodorants… bannissez les produits avec les formulations les plus compliquées. Plus un produit sera simple, plus il sera sain. Là aussi, misez plutôt sur le bio, ou au moins sur une formulation 100 % naturelle. Posez des questions, renseignez-vous et ne vous laissez pas attraper par des accroches marketing un peu grossières : un emballage vert, une mention de fabricant sans véritable label officiel ! On appelle cela du *greenwashing* : vous croyez que c'est plus sain, mais ce n'est que de la communication.

Do it yourself !

Les vidéos et les blogs se multiplient sur Internet ; partout en France, on voit fleurir des boutiques qui proposent tous les produits pour fabriquer ses propres produits de beauté ! Privilégiez des matières premières biologiques et faites vos expériences : lait de coco, huiles, avoine, miel, poudres de plantes, restez simple. C'est moins cher, donc rentable même si cela prend plus de temps, et intéressant lorsque l'on a des enfants que l'on souhaite responsabiliser. Les résultats sont souvent plus efficaces que des actifs synthétiques et transformés, car les produits sont frais. D'un point de vue écologique, vous pouvez aussi réutiliser les contenants.

Attention, suivez scrupuleusement les indications concernant la conservation et l'utilisation de ces produits ; vous devrez probablement en garder certains au réfrigérateur.

Les déodorants

Fuyez les déodorants composés d'aluminium, de parabènes et autres phtalates ! En bouchant les pores, ils empêchent l'élimination de la sueur. Non seulement ils ne permettent pas l'évacuation des toxines, mais ils en apportent d'autres, risques de cancers et de perturbations de l'équilibre hormonal. Deux solutions : le bicarbonate de soude (tapoter après la douche, sur peau sèche) ou la pierre d'alun (humidifier et passer sur la peau). Ils ne réduisent pas la transpiration, ne contrariant pas la peau et ses mécanismes d'autorégulation, mais ils sont efficaces contre les bactéries, responsables de la mauvaise odeur. Les magasins biologiques proposent aussi des déodorants sans toxiques.

Vous trouvez que vous transpirez vraiment trop ? Ne bloquez pas le phénomène et faites un bilan avec votre naturopathe pour identifier le déséquilibre à l'origine de cette transpiration excessive.

Nos vêtements, notre literie

Les textiles aussi regorgent de molécules chimiques dont le secteur de la confection a du mal à se passer ! Le formaldéhyde, classé dans les « substances cancérogènes avérées pour l'homme » par le Centre international de recherche sur le cancer (CIRC), est souvent présent dans les vêtements synthétiques. Il permet de fixer les colorants et de rendre les matières résistantes, infroissables et hydrofuges. Le problème est qu'il se montre très volatil, provoquant des irritations des yeux et des voies respiratoires, et accroît le risque de pathologies asthmatiques et de sensibilisations allergiques, même à faible dose.

Parmi les substances trouvées dans nos penderies, certaines dépassent de beaucoup les seuils autorisés. Dans une enquête réalisée en 2012, Greenpeace a trouvé dans des vêtements pour enfants des doses de phtalates 370 fois supérieures à la norme en vigueur pour les articles destinés aux enfants ! (L'enquête de Greenpeace portait sur 20 marques de vêtements, et a inclus des tests sur 141 produits vendus par des enseignes connues et reconnues de la mode, comme Zara, Calvin Klein, Mango, Tommy Hilfiger ou encore Vero Moda.)

Utilisés pour assouplir les plastiques, ces perturbateurs endocriniens bien connus sont présents sur les dessins, inscriptions et décorations collés sur les tee-shirts, casquettes ou pyjamas. Identifiés par l'ONG grâce à des contrôles longs à mettre en place et coûteux, beaucoup de ces produits dangereux passent le plus souvent sans être inquiétés.

Que peut-on faire ? Privilégier les matières naturelles : le coton, le lin, la laine, plutôt que les matières synthétiques et repenser petit à petit notre manière de consommer le textile. Acheter des produits de qualité, auprès de filières conscientes des implications sanitaires et écologiques, aussi souvent que possible.

Équipez-vous d'un guide pratique

Par exemple, *Le Livre antitoxique* du Dr Laurent Chevallier (Fayard, 2013). Grâce à un ouvrage documenté, de la taille d'un livre de poche, vous pourrez faire vos courses en comprenant enfin les étiquettes ! Un guide pratique qui facilite grandement le passage vers un mode de vie plus sain, pour éviter les produits toxiques et leur trouver des alternatives.

Nos arrière-grands-parents penseraient probablement que nous vivons une époque formidable, avec de la nourriture à profusion, du confort, de l'argent pour consommer et des produits incroyables à acheter… mais que nous avons un peu perdu la tête !

Sans devenir des ayatollahs de la décroissance, il est important de prendre du recul quant à l'abondance de notre quotidien. Cela permet de relativiser et de retrouver nos vrais besoins : nous reposer, respirer, nous nourrir avec les bons aliments et profiter des bienfaits de la nature.

Stop, arrêtons-nous un instant et respirons un bon coup !

Respecter le rythme des saisons

Prendre soin de soi, c'est aussi retrouver une harmonie avec les rythmes de la nature et suivre les saisons avec leur lot d'épreuves et de trésors naturels.

Le printemps...

Après l'hiver, notre foie et notre vésicule biliaire se manifestent souvent, ils sont en souffrance : digestions difficiles, fatigue chronique, lourdeurs des jambes, ou encore calculs. Le stress accumulé et les vacances qui se font attendre ne font que renforcer cet état.

C'est la période idéale pour faire une cure de jus de bouleau à jeun pendant quelques jours ou quelques semaines.

Profitez-en pour alléger votre alimentation afin de nettoyer votre organisme des toxines et des diverses graisses accumulées pendant la période de froid. La nature nous offre au printemps un grand choix de légumes verts à consommer. Pensez au pissenlit, dont l'amertume correspond à la demande de notre foie ! Préparez ce passage et commencez dès le début du mois de mars.

Sortez, aérez-vous et profitez des premiers soleils pour refaire un stock de vitamine D ! Si vous souffrez d'allergies saisonnières, vous pourrez les soulager avec la gemmothérapie… mais sachez que c'est en travaillant sur votre immunité et particulièrement sur la santé de votre système intestinal toute l'année que vous pourrez diminuer les réactions allergiques liées à cette période !

L'été…

Problèmes circulatoires, échauffements, gonflements des membres inférieurs, varices, bouffées de chaleur, c'est en cette saison qu'il y a le plus de troubles cardio-vasculaires.

Le sang, moins bien filtré par les reins, peut provoquer également des problèmes de peau, des démangeaisons, et favoriser l'installation de parasites de peau (puces, tiques, gales…). On observe également de la fatigue et une baisse de l'immunité.

La nature nous propose pendant les mois d'été beaucoup de produits frais, des fruits rouges aux raisins, c'est le moment de faire des monodiètes – vous retrouvez plus d'informations dans la section sur l'alimentation.

Protégez-vous du soleil lorsqu'il est haut, restez actif, hydratez-vous suffisamment et utilisez les techniques en hydrologie exposées plus haut pour améliorer votre circulation sanguine !

L'automne...

Les troubles respiratoires peuvent ressurgir (asthme, toux, manque d'air, bronchite...). L'oxygénation du sang s'affaiblissant, il en résulte une perte d'énergie, une fatigue qui peut devenir chronique et vous accompagner tout au long de la saison froide, avec un fond de dépression.

C'est le moment de faire du sport, pour éviter le repli sur soi et augmenter ses capacités de résistance pendant l'hiver ! Pensez aussi à vous échapper de temps en temps pour respirer un air pur, loin de la ville.

Et, dans votre assiette, privilégiez les légumes de saison !

L'hiver...

C'est en hiver que nous avons le plus de problèmes de santé : infections, difficultés respiratoires, maladies de peau, refroidissements... Or, c'est à la même période que nous prenons le plus de repas copieux : féculents, chocolats, fromages... Autant d'occasions qui fatiguent le corps et le chargent de toxines. La fatigue s'installe et le mental commence à s'affaiblir.

Pour éviter les effets délétères des repas de fête et la fameuse dépression saisonnière qui accompagne les mois les moins ensoleillés, misez sur la prévention... Et pour chaque excès, compensez ! Plus de repos, de l'exercice et des repas légers vous aideront à traverser l'hiver.

Pensez aussi que c'est une période de calme, prenez le temps de faire le point sur l'année écoulée et d'envisager sainement votre nouvelle année à venir.

Fiche pratique : bébés

1. Suivre les besoins du nourrisson, le laisser dormir aussi longtemps qu'il en a besoin et s'assurer de sa sécurité émotionnelle.

2. **En cas de coliques du nourrisson** : préparer des tisanes légères de camomille, de mélisse ou de fenouil afin d'apaiser les douleurs du bébé. Vous pouvez utiliser le remède *Rescue* en fleurs de Bach sous forme de granules (sans alcool) pour calmer la nervosité du bébé qui se demande ce qu'il se passe dans son ventre.

3. **En cas de troubles du sommeil ou anxiété du bébé** :
· Assurez-vous qu'il bouge assez et qu'il a la possibilité de respirer un air frais non pollué en quantité suffisante.
· Observez les stress qui peuvent l'affecter dans la famille, et les stress dans sa vie de bébé (garderie, frères/sœurs, etc.).
· Évitez la télévision.
· Dans l'eau du bain, ajoutez le contenu d'une infusion concentrée de camomille, rose, lavande ou mélisse.
· Massez le bébé avec de l'huile d'amande douce, ajoutez-y 1 goutte d'huile essentielle de lavande, de camomille ou de rose.

· Faites dissoudre 2 granules de fleurs de Bach dans un peu d'eau, 4 fois par jour :

- Bruyère, s'il ne veut pas rester seul ;
- Chicorée, s'il s'accroche à vous ;
- Aigremoine, s'il se montre calme dans la journée, agité la nuit ;
- Mimulus, en cas de peur identifiée ;
- Eau de roche, si la panique est liée à un cauchemar ;
- *Rescue,* si c'est une terreur nocturne.

4. **En cas de poussées dentaires** :

· S'il a plus de 6 mois, lui proposer de « se faire les gencives » sur une carotte bio, lavée et épluchée, ou sur un bâton de racine de guimauve ou de réglisse. Vous pouvez aussi utiliser les anneaux de dentition pour bébés, très utiles dans ces cas-là.

· Dissoudre 2 granules de Fleurs de Bach dans un peu d'eau, 4 fois par jour :

- Prunus, si le bébé est colérique et pleure beaucoup ;
- Hêtre, pour l'aider à accepter la douleur ;
- Pommier sauvage, pour le soulager de cette gêne qui lui tape sur les nerfs.

Fiche pratique : enfants et ados

1. Pour la mémorisation des cours et la préparation des examens, réguler l'alimentation avec des apports suffisants :

· Aliments riches en oméga-3 (poisson gras, comme saumon, maquereau, sardine, flétan… et huiles de noix, colza, cameline, lin) ;
· Oléagineux et fruits secs ;
· Vitamines du groupe B (particulièrement B1 et B3, dans le germe de blé), vitamine C (cassis, papaye, acérola, agrumes, légumes…) et magnésium marin ;
· Légumes et fruits bio.

2. Surveiller le sommeil (voir les conseils page 65).

3. Pratiquer des activités sportives, de préférence en plein air.

4. Face aux émotions telles que la peur, l'insécurité, le manque de confiance en soi, les troubles alimentaires, les cauchemars et terreurs nocturnes, utiliser les fleurs de Bach :
· Gentiane, pour se donner du courage ;
· Clematis, contre la peur de tout oublier, pour garder les pieds sur terre, rester concentré ;
· Mimulus, pour gérer la peur de l'échec et la peur de l'examen lui-même ;
· Marronnier blanc, pour garder l'esprit clair et calmer le mental.

Fiche pratique : femmes enceintes

Adopter une alimentation saine et variée est indispensable ! Une hygiène alimentaire permettra au fœtus de recevoir tous les nutriments nécessaires et à la maman de rester en forme tout en gardant une bonne qualité de sommeil et de diminuer son stress.

Attention ! Ce n'est pas le moment de détoxifier votre corps, évitez toute cure allant dans le sens de la remise en circulation des toxines, adoptez simplement une bonne hygiène alimentaire pour la sécurité du futur bébé. Vous aurez tout le temps après l'allaitement de commencer une cure de détoxification si vous le désirez.

Il convient également de :
· Supprimer les produits toxiques : alcool, tabac, café et autres excitants ;
· Éviter les produits laitiers de vache, se tenir à distance de l'alimentation industrielle et surveiller son poids ;
· Dormir suffisamment, ne pas hésiter à faire la sieste pour recharger ses batteries ;
· Rester active ! C'est le bon moment pour pratiquer le yoga, excellent pour la circulation des énergies et la prise de conscience du corps qui change. La pratique du sauna est également possible, si votre corps l'apprécie, et elle sera utile pour pallier d'éventuels problèmes d'hypertension ;
· Se protéger des ondes électromagnétiques : proscrire le micro-ondes, utiliser une oreillette pour téléphone, tenir le téléphone à distance et déconnecter le wifi chaque fois que vous ne l'utilisez pas ;
· En cas de constipation : pratiquer des douches rectales, utiliser les graines de lin et le psyllium, consommer des produits lacto-fermentés ;

· Éviter d'utiliser les huiles essentielles, ou se renseigner sur celles qui sont autorisées pendant la grossesse. Préférer les eaux florales ;
· Boire des tisanes de fleur d'oranger, d'aubépine, de tilleul…

Fiche pratique : adultes actifs

Au travail, le stress est souvent inévitable… L'adulte actif est sous tension, nerveux, angoissé, anxieux, et les excès de fatigue peuvent petit à petit dégrader sa santé.

On pratiquera un sport de détente, des exercices de relaxation, de respiration (voir page 111).

Réformer à son rythme l'alimentation :
· Éviter le sucre blanc et les produits raffinés draineurs d'énergie ;
· Privilégier les sucres lents des céréales complètes, riz complet, blé demi-complet, sarrasin…, consommer des fruits secs, des légumineuses, qui apportent de l'énergie de longue durée ;
· Éviter les fromages et les desserts qui surchargent la digestion ;
· Utiliser les huiles d'olive, de lin et de cameline de première pression à froid ;
· Faire un vrai déjeuner (pas derrière un écran d'ordinateur) et sortir s'aérer quelques minutes ;

· Le matin, booster l'énergie de la vitamine C naturelle en mangeant des fruits (réitérer l'après-midi, trois heures après le déjeuner si besoin) ;
· Consommer de la spiruline, algue d'eau douce riche en protéines, de la maca, du magnésium et des oméga-3 d'origine marine, sous forme d'huile de première pression à froid ;
· Si les repas sont déséquilibrés, supplémenter en : vitamine A ou bêta-carotène, vitamine E, vitamines du groupe B (avec un complexe), zinc, sélénium, cuivre, magnésium, toujours d'origine biologique, sous des formes naturelles ;
· Éviter les stimulants, à commencer par le café. En périodes chargées, prendre occasionnellement des stimulants naturels à base de plantes comme :
  - Le ginseng asiatique rouge ou blanc, racine qui stimule toutes les hormones du corps, en s'adaptant aux besoins de celui-ci ;
  - Le guarana d'Amazonie, noyau de fruit aux propriétés antifatigue (la guaranine est proche de la caféine) ;
  - La rhodiola, plante qui aide à supporter les excès de travail physique et nerveux.

Et l'hygiène de vie :
· Pratiquer une activité sportive deux à trois fois par semaine ;
· Prendre l'air régulièrement ;
· Respirer !
· Veiller à avoir un sommeil en quantité suffisante, réparateur et de bonne qualité ;
· Trouver du temps pour soi, pour les loisirs et la vie sociale et familiale.

Fiche pratique : sportifs

1. Adopter une alimentation équilibrée, avec des fibres, riche en légumes, fruits, céréales complètes et légumes secs.

2. Pour répondre à l'agression accrue lors de l'activité physique, consommer suffisamment d'oligoéléments d'origine alimentaire, comme le zinc (huîtres, germe de blé, volaille, céréales complètes), le cuivre (céréales complètes, légumineuses, noix) ou le sélénium (fruits de mer et poissons).

3. Pour renforcer les besoins en antioxydants, miser sur :
· La vitamine E (huiles d'olive et de colza, avocat, amandes…) ;
· La vitamine C : fruits (kiwis, agrumes, légumes, choux, poivrons…) ;
· Les caroténoïdes (légumes et fruits jaunes, rouges, tomates, oranges, carottes, abricots…).

4. Si besoin, consommer des compléments alimentaires (avec modération).

5. Mettre le corps au repos lorsque c'est nécessaire, ne pas pousser ses limites à outrance. Dormir suffisamment, avec un sommeil de qualité.

6. Pratiquer régulièrement le sauna et se faire masser pour libérer les acides contenus dans les tissus après le sport.

Fiche pratique : seniors

1. Adopter une alimentation saine et variée. Éviter tous les aliments gras, sucrés, les produits raffinés.

2. Supprimer les produits toxiques : alcool, tabac, café.

3. Dormir suffisamment.

4. Rester actif avec un minimum de 20 minutes d'exercices physiques : marche, vélo…

5. Pratiquer les respirations conscientes.

6. Encourager les pensées positives.

7. La carence de magnésium accélère le processus de vieillissement. Faites-en des cures 2 ou 3 fois par an.

8. Pour la perte de mémoire, qui peut être d'origine vasculaire, neurologique, mais aussi liée à la dépression, la démotivation ou la fatigue :
· Ne jamais cesser d'apprendre, d'entraîner sa mémoire, de suivre des cours et de s'ouvrir à l'évolution du temps ;
· Sous forme de cures de deux mois, 2 fois par an, prendre du Ginkgo biloba en gélules à raison de 2 ou 3 par jour ;
· Une supplémentation en oligoéléments est intéressante sous forme d'Oligosol® de cuivre-or-argent, 1 dose 3 fois par semaine pendant trois mois. En cas d'irritabilité et d'anxiété, ajouter du magnésium et du phosphore en alternance, une ampoule de chacun un jour sur deux.

9. Pour l'acuité visuelle : en prévention consommer des myrtilles, du bêta-carotène, de la lutéine, de la vitamine A et des oméga-3.

10. Pour la qualité de la peau :
· Trop de soleil nuit (cancers), trop peu de soleil manque (pour la vitamine D et le bénéfice des rayons). S'exposer graduellement au soleil plutôt le matin ;
· Prendre des caroténoïdes en capsules ou en cure de jus de carotte pour éviter l'attaque des radicaux libres ;
· S'hydrater abondamment avec des huiles végétales biologiques.

11. Pour le système musculo-squelettique :
· Faire du sport, transpirer et surveiller l'équilibre acido-basique (pour les rhumatismes) ;
· Si besoin, se supplémenter en silice organique, oligoéléments de cuivre, manganèse, soufre, phosphore et potassium.

Quelques remèdes naturels

Tout d'abord les plantes

Il faut comprendre que, même sous leur forme idéale, les plantes ne soignent pas tout et ne guérissent rien ! Elles sont en mesure d'accompagner la force vitale du corps pour lever les blocages empêchant la guérison. Et c'est déjà beaucoup ! Leurs applications sont particulièrement intéressantes pour drainer le corps, apaiser le système nerveux, faciliter la digestion… mais elles ne doivent jamais être prises à la légère.

Et, dans une optique naturopathique, posez-vous toujours la question suivante : d'où vient ce symptôme que je cherche à calmer avec telle ou telle plante ? Comment puis-je résoudre le problème durablement en soignant la cause ? En ne cherchant pas seulement à apaiser une crise mais en accompagnant le processus de guérison, vous adopterez les bons réflexes.

Il existe différentes formes dites galéniques (médicamenteuses), qui se différencient par leur concentration en principes actifs. Pour une meilleure efficacité, il est possible de créer des synergies puissantes en prenant plusieurs plantes en même temps, soit sous la même forme (tisane de plusieurs plantes médicinales), soit sous des formes différentes (une huile essentielle associée à une teinture mère).

Prenez conseil auprès d'un professionnel avant toute prise d'une nouvelle plante, afin de vous assurer qu'elle vous convienne et qu'elle n'interagisse pas avec des traitements en cours. Achetez-les de préférence en sachets dans les magasins biologiques ou dans les herboristeries. Vous pouvez également en trouver dans les magasins de produits naturels ou dans certaines parapharmacies, ou encore sur Internet. Veillez toujours à la qualité des produits choisis, et profitez-en pour poser des questions et trouver de nouvelles idées.

Pour les conserver, mettez-les à l'abri de la lumière, de la chaleur et de l'humidité, conditions nécessaires pour éviter qu'elles s'oxydent. Et respectez les dates de péremption !

La nature a mis à notre disposition d'autres remèdes naturels exceptionnels. Parmi eux, le charbon végétal activé, l'argile, le chlorure de magnésium et les cataplasmes utilisés depuis des millénaires ! Des solutions bon marché à prendre en cure ou à garder dans la pharmacie en cas d'urgence.

Le charbon végétal activé

Utilisé depuis la haute Antiquité par les Égyptiens, mais aussi par Hippocrate comme agent anti-infectieux et au fil des siècles suivants, le charbon activé offre de nombreux bienfaits : purification, traitement de la fièvre, absorption des gaz, décontamination, troubles intestinaux…

Le charbon végétal est obtenu à partir de bois de bouleau. Quand il est « activé », cela signifie qu'il a été calciné deux fois de manière à développer un réseau de micropores, véritables pièges à molécules indésirables. Sa surface de contact est décuplée, augmentant d'autant sa capacité d'absorption.

Le charbon absorbe toutes les molécules toxiques : virus, bactéries pathogènes, résidus de médicaments, métaux lourds, toxines bactériennes des intestins. Il capte toutes ces molécules étrangères et les évacue vers l'extérieur, ses capacités d'épuration et de détoxication sont très efficaces.

Même si votre alimentation est saine, le gros intestin laisse passer dans le sang des toxines qui peuvent s'accumuler : résidus de produits chimiques, plomb, aluminium, sel ou autres matières en putréfaction… Le charbon permet le nettoyage de cet organe mal choyé, vous serez surpris par l'amélioration déclenchée !

Comment le prendre ?

En cas de besoin, pour les troubles intestinaux (diarrhées, gastroentérites, ballonnements…), prendre 1 à 3 cuillerées à café de poudre, à mélanger le mieux possible dans un verre d'eau. Pour éviter de se noircir les dents, l'avaler à l'aide d'une paille ou choisir les gélules. Son action est immédiate.

On peut aussi le prendre en cure pour un nettoyage en profondeur, particulièrement pendant les changements de saison. Il est recommandé en cas d'excès pour désintoxiquer l'organisme.

Le prendre à distance de la pilule ou de médicaments, car il nettoie tout et absorbe toute trace de molécule toxique ! Éviter de faire des cures trop longues, car il peut avoir un effet constipant sur certaines personnes.

L'argile par voie orale

L'argile est une terre qui dispose d'une richesse remarquable en minéraux et oligoéléments (calcium, magnésium, silicium, cuivre, sélénium, cobalt, molybdène…). Elle agit par échange ionique. Préférez l'argile verte illite, la plus active et la plus polyvalente par voie orale.

Elle nettoie très efficacement l'organisme. Grâce à son pouvoir absorbant, elle va chercher les toxines logées dans le corps. C'est une poudre intelligente qui agit là où le corps en a besoin, en drainant et en purifiant les organes, tout en effectuant une reminéralisation profonde. Elle convient aussi bien aux adultes qu'aux enfants !

L'argile est déconseillée si vous souffrez de constipation, de gastrites et d'hypertension, ou encore si vous avez eu des occlusions intestinales.

Comment la prendre ?

L'argile se prendra sous forme de cure, plutôt à l'automne et au printemps :

· Versez l'équivalent de 1 cuillerée à café d'argile en pluie fine à la surface d'un verre d'eau (évitez les instruments en métal). Ne mélangez pas ;

· Laissez reposer 5 minutes au minimum, une journée au maximum. Vous pouvez préparer le mélange le soir et le boire le matin ;

· Pendant les quatre premiers jours, ne buvez que l'eau après décantation, pas le fond du verre, afin d'habituer votre organisme à l'argile ;

· Les jours suivants, vous pouvez mélanger l'eau et l'argile et boire l'ensemble de la solution.

Comme pour le charbon activé, il ne faut donc pas la boire à proximité d'une prise de médicament mais le plus loin possible de celle-ci, au minimum à deux heures de distance, même s'il ne s'agit que de granules homéopathiques ou de plantes médicinales.

Le chlorure de magnésium

Le chlorure de magnésium est une poudre naturelle riche en oligoélément magnésium, dont l'organisme humain a le plus besoin. Il est utile dans un très grand nombre d'affections grâce à sa polyvalence. On l'utilise en curatif aussi bien qu'en préventif pour : stimuler le système immunitaire, faciliter le transit intestinal, en cas de stress, d'infection, de grippe, de fatigue, de nervosité, de crampes, de spasmes, d'arthrite…

Une trop grande quantité de chlorure de magnésium peut engendrer des diarrhées selon la sensibilité de chacun. Il est également déconseillé en cas d'insuffisance rénale.

Comment le prendre ?

On l'achète en sachet de 20 grammes, à diluer dans 1 litre d'eau. Une fois la solution préparée, il faut la conserver au réfrigérateur. Elle convient pour les adultes et les enfants de plus de 5 ans.

En curatif : boire un petit verre de la préparation toutes les six heures pendant deux jours, puis continuer toutes les douze heures pendant quelques jours.

En préventif : un petit verre du mélange tous les jours.

Le goût du chlorure de magnésium étant amer et salé, il est difficile à boire pour beaucoup de personnes. Mieux vaut l'avaler d'un coup ou bien le mélanger à du jus de citron pour en atténuer le goût.

Les cataplasmes

Un cataplasme est une préparation pâteuse à base de plantes à appliquer sur la peau. La plante doit être broyée et peut être mélangée à d'autres plantes ou à d'autres substances.

On applique des cataplasmes sur tout ce qui est enflammé, infecté, congestionné, brûlé, contusionné. Ils sont utilisés chauds ou froids, on les enveloppe généralement avec un linge pour les protéger et les garder longtemps sur la peau.

Exemple : le cataplasme d'argile

L'argile, avec toute sa palette de couleurs : verte, blanche, grise, jaune ou encore rouge, appliquée sous forme de cataplasme, est d'une richesse incroyable. Absorbant les toxines et l'inflammation, elle peut se mélanger, par exemple à de la prêle (reminéralisante) pour une tendinite : formez une pâte avec de l'argile en poudre, appliquez-la sur la zone à soigner, mettez une gaze pour la maintenir jusqu'à ce qu'elle sèche. Recommencez régulièrement l'opération. Ne réutilisez pas l'argile qui a servi pour un cataplasme, jetez-la, car elle est chargée de toxines.

Quelques idées de cataplasmes :
- Chou contre la bronchite ;
- Oignon contre le mal de gorge ;
- Moutarde contre les bronchites ;
- Argile + miel + cire d'abeille pour les ulcères variqueux ;
- Argile + lavande + miel sur les plaies et les brûlures (cataplasme froid).

Achevé d'imprimer en France par EPAC Technologies

N° d'édition: 4550414311418

Dépôt légal: juin 2017